지속 가능하게 섹시하게

지속 가능하게 섹시하게

저자_ 권수현

1판 1쇄 인쇄_ 2010. 11. 30.
1판 1쇄 발행_ 2010. 12. 3.

발행처_ 김영사
발행인_ 박은주

등록번호_ 제406-2003-036호
등록일자_ 1979. 5. 17.

경기도 파주시 교하읍 문발리 출판단지 515-1 우편번호 413-756
마케팅부 031)955-3100, 편집부 031)955-3250, 팩시밀리 031)955-3111

저작권자 ⓒ 2010 권수현
이 책의 저작권은 저자에게 있습니다.
서면에 의한 저자와 출판사의 허락 없이 내용의 일부를 인용하거나 발췌하는 것을 금합니다.

Copyright ⓒ 2010 Kwon, Soo-hyun
All rights reserved including the rights of reproduction
in whole or in part in any form. Printed in Korea.

값은 뒤표지에 있습니다.
ISBN 978-89-349-4459-1 13590

독자의견 전화_ 031) 955-3200
홈페이지_ http://www.gimmyoung.com
이메일_ bestbook@gimmyoung.com

좋은 독자가 좋은 책을 만듭니다.
김영사는 독자 여러분의 의견에 항상 귀 기울이고 있습니다.

지속 가능하게 섹시하게

아름답고 건강한 지구 미인 되는 법

에코 라이프스타일리스트 **권수현**

김영사

프롤로그
—
히피를 동경하던 삐삐걸,
섹시하고 '지속 가능한' 에코칙이 되다
—

　저는 환경단체 직원도, 환경박사도 아닙니다. 물론 '환경을 위해서라면' 고단하고 불편한 것을 꾹꾹 참을 만큼 무던한 여자도 아니지요. 오히려 시시각각 변화하는 트렌드에 민감하고 나날이 아름다워지는 것이 중요했던, 전형적인 도시 여자입니다. 그러니 제 라이프스타일은 엉망이었습니다. 입에 단 인스턴트와 패스트푸드만 찾으면서 체중 감량 때문에 아침을 굶기 일쑤였지요. 새로운 화장품이 나올 때면 당장 백화점으로 달려갔습니다. 화학 염료로 도배를 했던 말던 그해의 명품 청바지를 위해서라면 힘든 아르바이트도 기꺼이 참아낼 수 있었지요. 그랬던 사람이 어떻게 환경에 관한 이야기를 하고, 책까지 내려는 것일까요?
　저를 달라지게 했던 것은 뉴욕에 있을 당시, 우연히 참가하게 된 생태 모임이었습니다. 거기에서 처음으로 우리의 행동 하나하나가 환경에 얼마나 많은 영향을 끼치는지 알게 되었습니다. 그리고 환경이 소수만의 어렵고 복잡한 이론이 아니라 지구를 공유하는 모든 사람에 관한 것이라는 사실, 우리가 먹고 입고 멋 내고 쇼핑하는 모든 일상에 관한 당연하고 쉬운 실천의 과정이라는 사실도 깨달았습니다. 그동안 무심코 했던 사소한 행동이나 무분별한 소비가 지구 환경에 얼마나 많은 피해를 끼쳐왔는지 그 폐해를 돌아보며 경악하지 않을 수 없었습니다. 이런 식으로 살다가는 200년 후 우리 자손들은 물도 불도 없는 지구에서 살지도 모른다는 사실도 알게 되었죠.

그렇게 저는 지속 가능한 환경에 눈뜨게 되었고, 조금 더 가치 있는 삶을 추구하게 되었습니다. 내 삶이 소중하기 때문에 환경도 소중하다는 것을 알게 된 것이지요. 하지만 이렇게 환경을 위한 삶을 살아야 한다고 거창한 결심을 한 다음에, 금방 우울해졌습니다. 어리석게도, '이제 개량 한복에 풀 뿌리만 뜯어 먹고 살아야 하는 것이 아닐까?'라는 생각이 들었기 때문입니다. 하지만 진짜 '지속 가능한 삶'은 그렇지 않았습니다. 알면 알수록, 행동하면 행동할수록 훨씬 더 쿨하고 트렌디한 일상을 보낼 수 있다는 사실을 깨닫게 되었으니까요. 에코칙 eco-chick 으로서의 삶이었지요.

히피 친구들의 도움이 없었다면 환경과 나, 우리를 자각하지 못했을지도 모릅니다. 뉴욕에서 공부하고 일하는 동안 히피들과 가까이 지내면서 그들의 문화를 알게 되었고 자연의 매력에 빠지게 되었습니다. 살아서 숨 쉬는 것들이 얼마나 멋진 것인지, 얼마나 저를 섹시하게 만들어주는지! 자연스럽게 멋 내기, 나만의 스타일 만들기, 건강하게 살 빼기, 영혼 맑아지기 등 내가 하는 작은 행동 하나가 미래의 나에게 영향을 준다는 사실이, 살아 있는 우리 몸은 신비롭게도 마음먹은 대로 불사조처럼 변한다는 사실이 저를 온통 사로잡았습니다.

별로 예쁘지 않은 사람인데도 이상하게 끌렸던 경험, 누구에게나 있을 것입니다. 매일매일 유행만 따라가다 보면 가랑이만 찢어지고 남들보다 딱히 뛰어나지도 않아 한숨만 나왔던 경험도요. 왜 그럴까요? 사람에겐 자신만의 두드러짐, 뱃심이 있기 때문입니다. 영어 단어 'gut'을 보면 이 신기한 법칙이 금세 이해됩니다. 단수로는 '내장'을, 복수로는 '배짱'을, 숙어로는 '직감적인, 본능적인' 등을 뜻하는 이 단어의 속뜻은 '본심'입니다. 그 본심이 우리의 매력이랄 수 있지요.

저도 해보지 않은 다이어트가 없고, 유행하는 옷을 찾아서 입어 보았지만 늘 부족하고 만족하지 못했습니다. 그러다가 저같이 평범하게 생긴 사람에게 패션쇼에 나갈 기회가 생겼죠. 단 한 번이었지만 그 쇼에서 저의 모습은 저만의 뭔가를 알게 해주었습니다. 남들과 똑같이 따라만 하는 것은 태어날 때 내게만 부여된 아름다움을, 섹시함을 가린다는 것을 깨달았던 값진 경험이었죠. 뉴욕에서 지낼 때 이웃들 가운데는 모델들이 꽤 있었는데, 그들은 패션쇼나 매체에 나오는 모습과는 달리 평상시에는 거의 히피처럼 생활했습니다. 환경에 관심을 가지고, 나눔을 실천하는 그들의 모습은 무척이나 아름답고 섹시했습니다. 그들을 보면 외모가 예뻐지고 건강해지는 것은 금방 되는 것이 아니라, 바로 건강한 라이프스타일이 있기 때문에 가능하다는 것을 깨닫게 됩니다. 얼짱이나 몸짱처럼 반짝하고 스러지는 아름다움이 아닌 오래오래 섹시할 수 있는 그런 지속가능함 말입니다.

저는 이 책에서 가장 지속 가능하게 섹시하게 살아가는 팁을 가이드

하고자 합니다. 왜 혼자만 알고 있지 않고 책으로 알리려 하냐고요? 나눔으로써 더 섹시해질 수 있기 때문이죠.

지속 가능한 라이프스타일은 지구를 생각하는 힙hip하고 스타일리시stylish한 생각과 행동입니다. 또 섹시하기까지 하지요. 여기서 말하는 섹시함이란 화려한 겉모습만을 말하는 것이 아닙니다. 남자답고 여자다운 자연스러운 섹시함을 의미합니다. 섹시함은 자연 그대로의 본성에서 나옵니다. 그러므로 본성을 다하여 그 목적을 이루어야 비로소 섹시하다 할 수 있습니다. 자연은 지금까지 생존하는 가장 지속 가능하고 섹시한 것입니다. 따라서 자연처럼 우리 자신이 지속 가능하게 살아가도록 만드는 것이 가장 섹시한 일입니다.

그런데 지속 가능한 라이프스타일이 지키지 못할 만큼 특별하고 어려운 일일까요? 여러분이 흔히 알고 있고 지키려고 노력하는 유기농 음식 먹기, 실내 온도 낮추기, 리사이클링, 대중교통 이용하기 등이 모두 여기에 속합니다. 하지만, 여러분은 지금 이런 모든 것들이 누구를 위한 것인지, 무엇이 변하는지, 어떻게 해야 잘하는 것인지를 모르는 채 하고 있지 않은가요? 유기농만 고집하다 오히려 엥겔지수가 올라가거나, 에너지를 아낀다면서 고장 나지도 않은 보일러를 바꾸고, 비싼 자전거를 사는 등 럭셔리하지만 자칫하면 겉모습만 번지르르한 '허풍 그린족'이 될 수도 있습니다. 이 책에서 저는 그런 눈먼 돈과 시간을 낭비하기보다 왜 지속 가능하게, 섹시하게 살아야 하는지에 대해 깊이 이해하고 행동에 옮길 수 있는 세부적인 행동 지침을 알려주고 싶습니다.

나비효과를 아시죠? 세계화가 세계를 점점 더 작게 만듭니다. 동물계,

식물계, 생태계를 통틀어 세계의 사람들은 이제 같은 영향을 받습니다. 중국에서 만든 저품질의 장난감이 유럽 아이들의 놀잇감에 피해를 입힙니다. 아르헨티나의 무분별한 제초제 사용이 미국인들의 건강에 나쁜 영향을 미칩니다. 호주의 온실가스가 브라질의 열대우림을 감소시키고 있습니다. 이처럼 하루하루 우리의 아주 작은 행동 하나하나가 지구에 좋건 나쁘건 영향을 미칩니다. 나의 행동과 선택이 바로 세계를, 지구를 더 병들게 하거나 반대로 건강하게 할 수 있습니다. 그러므로 여러분의 행동, 어디서 살고, 누구에게 투표하고, 무엇을 입고, 어떤 것을 먹고, 혹은 어떤 조명을 사용하는지, 어떻게 통근하는지, 어디에서 휴가를 보내는지 등이 바로 지구의 미래에 지대한 영향을 끼치게 됩니다. 이를 자각하는 것이 바로 나, 우리, 지구를 지속 가능하게 하는 원동력입니다.

콧물만 흘려도 찾게 되는 감기약, 통증을 가라앉히는 진통제 등 양약의 25퍼센트는 아마존 열대우림의 식물군에서 원료를 얻고 있습니다. 그 열대우림은 지구온난화를 부추기는 온실가스를 빨아들이는 역할을 하는데 말이죠. 한 알의 약도 생각 없이 습관처럼 먹어선 안 되는 이유는 이렇게 생각지도 못한 곳에서 나옵니다. 살아서 성장하는 자연을 지키는 것은 지구상의 모든 것에 이익이 됩니다. 지속 가능한 라이프스타일은 열대우림을 보존하고, 건강한 삶을 보장하며, 재정 상태를 든든하게 합니다. 궁극적으로 모든 이들의 삶의 질을 높여줍니다.

에코칙이 되는 일은 어렵지 않습니다. 일주일에 하나씩만 라이프스타일을 지속 가능하게 바꿀 수 있다면 이미 에코칙이 된 것입니다. 저는 동물애호가이지만, 시청 앞에서 나체 시위를 하지 않습니다. 슬로 푸드와 로컬 푸드를 좋아하지만, 가끔 패스트푸드를 먹기도 합니다. 여러분이 지구를 생각하는 마음을 가졌다 하더라도 스틸레토 힐에 미니스커트를 입고 달콤한 케이크를 즐길 수 있습니다. 지구가 뜨거워진다 해도 벌거벗고 다닐 정도는 아니고, 아마존 열대우림이 사라지고 있다고 해도 내가 먹는 비타민은 아직 살 수 있습니다. 하지만, 지구와 환경을 지켜야 하는 것은 누구도 부정할 수 없는 진실입니다. 이 가치를 여러분 마음 안에 일깨우기를 바랍니다. 그리고 한 가지씩 실천하기를 바랍니다. 그 후 천천히 뜨거운 열정으로 더욱 지속 가능하고 섹시해지길 바랍니다.

이 책에는 생소하거나 독특한 단어가 종종 등장합니다. 그러나 걱정하지 마세요. 친절한 에코 트레이너가 이 책의 구성과 사용법을 먼저 설명해드릴 테니 느긋하게 책장을 넘기기만 하면 됩니다.

환경 자각 QUIZ
나의 환경 자각 지수는 얼마일까요? 각 장에 들어가기 전, 재미있는 퀴즈가 대기하고 있습니다. 간단한 퀴즈를 통해 나의 환경 자각 지수와 함께 책의 내용을 쉽게 이해할 수 있도록 돕습니다. 하지만 많이 틀렸다고 걱정하지 마세요. 그 장을 읽으며 보다 더 자각할 수 있는 기회가 될 테니까요.

에코칙 팁
머리로, 지식으로만 쌓은 에코는 죽은 것입니다. 몸으로 실천하고 생활 속으로 녹아들어야 비로소 싱싱하게 살아 숨 쉬는 섹시한 환경이 되는 것이지요. 이를 위해 에코칙들이 생활에서 쉽게 실천하거나 경험할 수 있는 에코 정보가 제공됩니다.

아시나요?

에코 트레이너가 제공하는 환경 관련 정보들입니다. 미처 알지 못했거나 잘못 알았을 수도 있는 에코 관련 정보가 제공됩니다. 모아 두면 에코 상식 사전이 되겠지요?

에코 용어 사전

에코족에게는 일상적이지만 처음 이 책을 접하는 독자나 에코 초보에게는 생소할 수 있는 각종 단어와 에코 관련 단어에 대해서 간단히 설명합니다.

나만의 섹시 포인트를 찾는 것은 각자를 지속 가능하게, 섹시하게 만드는 첫 번째 걸음입니다. 스스로의 강점, 자신에게만 있는 본성의 매력을 찾아서 갈고 닦는 것입니다. 저는 처진 눈과 깡마른 몸이 늘 콤플렉스였습니다. 하지만 이런 약점이 오히려 타인에게 저를 각인시킬 수 있는 포인트가 되었답니다. 자신 없었던 부분을 다시 관찰해보세요. 그것이 바로 남들과 다른 나만의 섹시함 아니었을까요? 내가 왜 싫어했었는지 생각해보고 좋아할 만한 이유를 찾아보세요. 그만의 매력이 없는 사람은 없습니다. 다만 못 찾고 있는 것일 뿐이죠. 지금 당장 거울 앞에 서보세요. 어느 곳이 가장 매력적인가요? 반들반들한 머릿결? 상대방의 귀를

녹일 듯한 목소리? 피로를 날리는 재치 한 마디? 만화 주인공 같은 긴 속눈썹? 지금부터 부족한 점에 대해서만 불평하지 말고 나에게 있는 가장 멋진 구석을 돋보이게 키워보세요. 나의 섹시함이 질적으로 업그레이드 될 것입니다.

지 속 가 능 하 게 섹 시 하 게
차 례

프롤로그 히피를 동경하던 삐삐걸, 섹시하고 '지속 가능한' 에코칙이 되다   4

01 자연과 더불어 먹기 *eco-friendly eating*   17

지속 가능한 '먹기'의 출발점, '자각'하기

* **몸도 건강하게, 지구도 시원하게**   22
  지구를 위한 요리, Cool Cuisine ● 지속 가능하고 섹시하게 요리하기

* **증조 할머니와 장보기**   37
  마케팅에 속지 말고 진짜 음식을 먹자! ● 제철 음식을 먹자

* **유기농? 무농약? 환경친화?**   57
  자각하는 소비를 위한 유기농 Q&A ● 유기농 식품을 소비하는 현명한 방법들

* **쓰레기 줄이기**   68
  싸고 안전하게 물 마시기 ● 음식물 쓰레기 줄이기

* **히피, 평화, 그리고 채식주의자**   76

02 내가 아름다워야 지구도 아름답다 *eco-friendly beauty* 83

에코칙이라면 화장품 다이어트부터!

* 피부를 쉬게 하라 87
  화장품, 얼마나 사용할까? ● 내 피부가 원하는 진짜 스킨케어 제품을 찾아라

* 화장품 제대로 알고 바르자! 97
  돌다리도 두드려보고 건너라! ● Red Card, Yellow Card

* safe zone에서 마음껏 고르기 107
  윤리적인 기업, 양심 있는 생산품 ● 수은 립스틱, 얼마나 위험할까?

* 유명 스파 부럽지 않은 셀프 & 내추럴 에스테틱 113
  할머니의 곳간 속 재료들로 만드는 최고의 처방전

03 영혼을 위한 쇼핑 *eco-friendly fashion & shopping* 119

쇼핑이란, 정말 필요한 것을 내 능력의 한도 내에서 구매하는 것!

* 녹색이 대세다 Green is the new black 123
  블랙 NO! 그린 YES! ● 품질도, 내구성도 좋은 그린 패션 ● 우리나라에 부는 오가닉 바람

* 셀러브리티, 에코칙 패셔니스타! 129

* 딱 하루만, 지갑 잃어버리기 135

* 3R을 지키는 에코칙 쇼핑 139
  Reduce, '소수 정예'로 에코칙 되기 ● Reuse, 빈티지 패션으로 에코칙 되기
  Recycle, 재활용으로 에코칙 되기

04 자연과 함께 호흡하고 운동하기 *eco-friendly exercise* 147

규칙적인 운동이 주는 몸과 마음의 행복

* 최소한의 준비로 최대한 섹시해지기 151
  온몸 구석구석을 깨우는 손쉬운 방법들

* 굿모닝 스트레칭 157
  완전히 비어 있는 몸과 마음에 생기를!

* 여우처럼 깜짝 근육 만들기 165
  자투리 시간에 만드는 깜짝 근육

* 자연을 만끽하는 유산소 운동들 172

05 자연으로 씻어내고, 자라나고! *eco-friendly home* 181

천연 세제로 더 말끔하게, 싱싱한 화초로 더 푸르게!

* 졸졸 새는 에너지 잠그기 185
  에너지도 절약하고, 지구도 살리고! ● 에코 하우스의 알뜰 꼼꼼 노하우 6

* 내 집 안의 독소 없애기 193
  미처 몰랐던 집 안의 고위험군들

* 집안일도 폼 나게! 에코칙의 홈 워킹 201
  뿌리는 것만으로? 얼마나 독하기에! ● 찬장 속에서 매직 세제 찾기
  베이킹 소다의 대단한 활약!

* 지속 가능한 에덴동산에서 섹시해지기 209
  에덴동산은 어디에나 만들 수 있다! ● 내 집에 에덴동산 모셔 오기

06 지구를 수놓는 푸른 발자국들 *eco-friendly occasions*   215

물질과 내면의 균형을 지키는 행복한 삶을 위해

* Less is More, 적을수록 풍부하다   219
  '낭비를 막는' 정신 근육 스트레칭 ● '풍요로워지는' 정신 근육 스트레칭

* 에코 홈 파티 A to Z   226
  지속 가능하고 섹시한 홈 파티 스타일링

* 지구까지 행복해지는 그린 웨딩   230
  소중한 그날도 에코칙답게!

* 지구를 위한 푸른 여행, 에코 투어   236
  지구를 생각하는 발자국들 ● 에코 투어를 위한 보다 적극적인 실천법들

에코 용어 사전   244

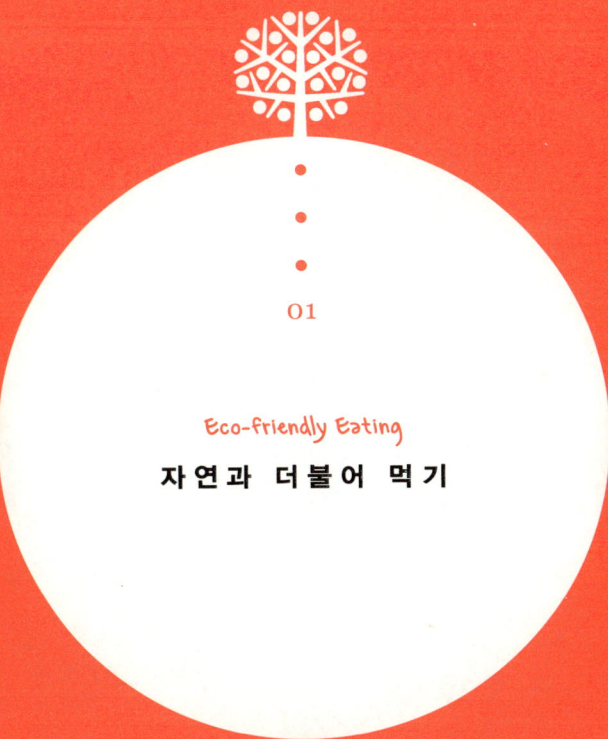

01

Eco-friendly Eating
자연과 더불어 먹기

*
환 경 자 각
QUIZ

1 식생활을 채식으로 바꾼다면 한 해에 얼마나 탄소 배출을 줄일 수 있을까요?
   a. 120킬로그램   b. 2톤   c. 3톤   d. 1톤

2 다음 중 로컬 푸드 먹기로 얻는 이익이 될 수 없는 것은 무엇일까요?
   a. 온실가스 배출 줄이기   b. 포장 줄이기   c. 로컬 농민 지원   d. 농약 사용 줄이기

3 신선한 채소를 조리하지 않은 상태로 섭취하는 것이 더 친환경적이라 하는데요, 그 이유는 무엇일까요?
   a. 적게 먹게 되니까   b. 소화가 잘 되니까   c. 남긴 음식을 비료로 쓸 수 있으니까

4 육류를 위한 가축 농장 때문에 아마존의 산림이 얼마나 사라지고 있을까요?
   a. 25퍼센트   b. 50퍼센트   c. 80퍼센트   d. 크게 영향 받지 않는다.

5 로카보어locavore란 어떤 사람을 지칭하는 말일까요?
   a. 깐족거리며 악플을 즐겨 달지만 먹을 건 다 먹는 네티즌
   b. 내 고장 식품을 주로 구입해 먹는 사람
   c. 저칼로리 음식만 먹으려는 다이어트족
   d. 신조어로 채식주의자

1_ d
요즘의 식생활을 살펴보면 동물성 메뉴가 47퍼센트에 달할 정도로 육류를 자주 먹습니다. 한 사람이 일 년에 방출하는 탄소가스의 양은 2.52톤. 하지만 육류를 유제품과 달걀 등 대체 단백질군으로 바꾸면 1톤의 탄소가스를 줄일 수 있다고 합니다. 물론 개인마다 차이는 있겠지만, 이 사실을 생각하고 육식을 선택하는 것이 더 섹시하지 않을까요?

2_ d
로컬 푸드를 섭취하는 것은 온실가스를 줄이고 수입·운반하는 데 쓰이는 불필요한 포장을 줄입니다. 뿐만 아니라 지방 경제를 살리고 농촌을 지원해줍니다. 그러나 모든 로컬 푸드가 유기농이라는 의미는 아닙니다.

3_ c
미국의 친환경 컨설턴트 애니 피요 Ani Phyo에 의하면, 채소를 익히지 않고 먹었을 때 가장 눈에 띄는 변화는 바로 주방의 쓰레기가 거의 없어졌다는 것이랍니다. 남은 음식을 비료로 만들어 유기농 채소를 키워보세요. 최근 우리나라 남쪽 지방에 사는 아파트 주부들은 지렁이를 키워 음식물 쓰레기를 줄인다고 하네요. 만약 지렁이를 그리 징그러워하지 않는다면 이 방법도 꽤 괜찮지 않을까요?

4_ c
소를 키우는 일은 아마존의 산림을 훼손하는 가장 큰 이유로, 1980년대 이후로 거의 80퍼센트를 차지한다고 합니다. 사실 소 방목지는 현재 아이슬란드만큼의 면적과 맞먹습니다.

5_ b
로카보어는 내 고장의 식재료를 적극적으로 이용하는 사람들을 지칭하는 말로, 2007년 영국 옥스포드 사전에 올려진 신조어입니다. 내 고장 식품을 구입하면 가장 신선한 재료를 얻을 수 있고, 이웃사촌을 도울 수 있는 장점이 있습니다. 내가 먹는 것을 어떤 이가 길렀는지 알기 때문에 안심하고 먹을 수 있을 뿐 아니라 어떻게 먹으면 더 맛있고 언제쯤이 가장 영양적으로 좋은지도 알 수 있답니다.

지속 가능한 '먹기'의 출발점, '자각'하기

몸, 마음, 영혼, 환경은 모두 생명이 있는 것으로서 우리가 먹는 음식을 통해 유기적으로 연결되어 있습니다. 어떤 것은 말로 할 수 없을 만큼 평안과 만족감을 주고, 어떤 것은 불안과 분노를 줍니다. 후자가 바로 나쁜 음식입니다. 가짜 기름을 주유한 차가 결국 폐차되는 것처럼 우리의 몸도 마찬가지입니다. 그렇다면 알고 먹어야겠죠? 좀 어려운 말이지만, '자각'해야 합니다.

먹기 전에 '자각'하라니, 어떤 뜻일까요? 그러자면 일상에서 흔히 사용하지 않아 조금은 생소한 '자각'이란 단어의 의미부터 새로 생각해야 할 것 같군요. 자각이란 '자신이 하는 모든 행동, 말, 감정이 깨어 있음'을 말합니다. 그저 눈을 뜨고만 있는 것이 아니라, 정신까지 맑게 깨어 있다는 뜻입니다. 사람, 동물, 자연 등 우리 주위의 모든 것들과 경계 없이, 마음을 열고 교감하는 방법이기도 하지요.

정신 차리지 않고 멍하니 있다가 정류장을 놓친 경험이 있나요? 영화를 보면서 무심코 팝콘 한 통을 다 비운 적은요? 무의식결에 흘려보낸 이런 생활이 자각하지 않은 삶의 예입니다. 이처럼 무심하게 있다가 실수를 하거나 무의미한 시간을 보낸다면, 자각하지 않은 당신의 시간은 이미 죽은 것입니다.

환경에 있어서의 자각은 사람, 동물, 자연 등 우리 주위의 모든 것들과 교감하는 방법입니다. 우리가 사는 지구의 모든 것들 사이에는 본래 경계가 없다고 합니다. 이 지구상에 있는 무엇이든 서로 공감하고 교감할 수 있다는 것이지요. 흘러가는 순간순간에도 항상 교감의 즐거움을 느낄 수 있습니다. 그러나 문명사회는 우리가 교감하지 못하는 많은 것들을 생산했습니다. 편리, 이익, 무지 등에 의해서 만들어진 가공식품, 인공 재료, 일회용 용기 등이 그것이죠. 이것들은 영혼이 없는 것들, 살아서 숨쉬지 않는 것들이라서 지구상에 있는 생명체들과의 교감 자체를 거부합니다. 한마디로 살아 있는 우리와 코드가 맞지 않는 것입니다. 그래서 결국 우리에게 해를 입히거나 소중한 시간을 빼앗아 가는 것이죠. 먹는 것에 포커스를 맞추면, 자각하지 않음이 얼마나 무서운 것인지 비로소 알게 됩니다.

자각하며 먹지 않는 '지금'은 어떻습니까? 이름조차 알 수 없는 수백 종의 합성 조미료에 노출되어 있습니다. 또 상상할 수 없을 만큼 많은 음식물 쓰레기를 만들며 살아갑니다. 자각 없이 생활하는 우리의 몸은 어떻게 변할까요? 잠시만 방심해도 몸을 둔하게, 푸석하게, 처지게, 윤기 없게 만들 것입니다. 몸은 곧, 즉각적으로 섹시해지지 않게 되겠죠. 우리 안에 있는 섹시함을 유지하고 끌어내는 첫 번째 길! 바로 정신을 빼앗기지 말고 지속 가능한 식생활을 유지하는 일입니다.

*몸도 건강하게, 지구도 시원하게

지구를 위한 요리, Cool Cuisine

다음 중 '불편한 진실'을 가장 잘 설명한 것은 무엇일까요? 1)김수현 작가의 '동성애를 다룬' 주말 드라마, 2)무라카미 하루키의 잘 팔리지 않은 소설 중 하나, 3)앨 고어가 제작한 다큐멘터리, 4)로만 폴란스키가 출연하는 단편 영화. 정답은 3번입니다. 만약 답을 맞췄다면 당신은 지속 가능하고 섹시한 사람일 가능성이 높습니다. 틀림없습니다.

하지만 지속 가능한 식생활과 지속 가능한 섹시함을 방해하는 것이 있습니다. 바로 지구온난화죠. 그뿐인가요? 지구온난화는 지속 가능한 지구를 방해하는 가장 무서운 요소 중 하나입니다. 하지만 지구온난화에 책임이 있다고 자각하는 사람은 얼마 되지 않습니다. 즐겨 먹는 과자, 윤기가 자르르 흐르는 삼겹살, 목에 착 감기는 상큼한 음료수가 지구온난화를 부채질함에도 말이죠. 놀랍게도 지구온난화를 일으키는 원인 가운데 3분의 1이 식생활에 있습니다.

그래서 미국의 친환경 요리사들과 과학자들이 지구온난화를 줄이고자 연구 개발한 요리법이 '쿨 퀴진Cool Cuisine'입니다. 쿨 퀴진 스타일은 그 자체만으로 지구온난화를 시원하게 완전히 해결할 수는 없지만, 우리 안에 꿈틀대는 환경 사랑에 한몫하는 재미있고도 효과적인 방법입니다. 미국인들은 자동차에 연료를 넣듯이 자기의 몸에 음식을 주입하고 에너지를 얻는다고 생각합니다. 뽀빠이를 연상해보면 쉽게 이해되지요. 우리 몸이 기계냐고 할 수도 있지만 '에너지'라는 관점에서는 같습니다. 연료인 원유나 밭에서 자란 쌀이나, 태양으로부터 만들어진 태양에너지의 다른 저장 형태이기 때문입니다. 석유도 연비가 있듯이 질 좋은 음식은 우리에게 좋은 에너지를 줍니다.

과학적으로 보면 음식은 탄수화물, 단백질, 지방, 무기질, 비타민 등으로 구성되어 있지만 뿌리를 살펴보면, 태양, 흙, 물, 공기 등이 사람의 노동력과 만나 상호작용하여 나온 선물입니다. 자연과 인간이 수고해야 얻을 수 있었던 귀한 음식들. 하지만 요즘의 산업 노동력은 이렇게 소중한 선물을 천하게 전락시키고 있습니다. 넘쳐나는 기술과 날로 화려해지는 마케팅 덕분에 음식은 더욱 풍부하고 저렴해졌지만, 얻는 방법은 무척이나 잔인해졌습니다. 본성의 맛을 가진 천연 식품 대신에 우리 식품 산업 시스템은 생명력 없는 토양으로부터 온 이상한 식품으로 우리를 유혹합니다. '최고의 풍미'라든가 '영양 듬뿍' 등의 화려한 문구로 포장한 채로요. 죽은 것에 다름 아닌 이런 음식들의 주요 성분은 무엇일까요? 석유입니다. 화석연료인 원유입니다. 우리가 매일 먹고 있는 대량생산 식품들이 한 해에 소비하는 원유의 양은 자그마치 1인당 1,890리터입니다. 무시무시하게도요. 대량으로 생산된 생명력 없는 식품을 먹는 것은 자동차를 운전하는 것과 거의 같은 양의 이산화탄소를 방출해 지구온난화에 일조합니다. 미국 정부에 의하면, 화학비료와 제초제가 있어야 가능한 대량생산 시스템이 전국 이산화탄소 방출량의 20퍼센트를 차지한다고 합니다. 그럼, 구체적으로 나쁜 식생활이 어떤 것인지 알아볼까요?

다음은 식품이 지구 환경에 미치는 나쁜 예입니다.

- 육식 위주의 음식, 특히 소고기!_ 같은 양의 단백질을 섭취하기 위해서 동물 생산 환경이 식물 생산 환경보다 10배의 화석연료를 필요로 합니다.
- 거대한 양의 수입 식품
- 살충제, 제초제, 화학비료를 어마어마하게 사용한 식품들_ 현재 미국 가축들의 사료로 쓰이는 화학비료만도 100억 킬로그램이나 된다고 합니다.
- 넘쳐나는 가공식품_ 가공식품은 세계 식품 매출 중 4분의 3을 차지합니다.
- 액상 과당의 과다 사용_ 2000년의 어느 통계에 따르면 미국인들은 하루 평균 32 작은 술의 설탕을 섭취했다고 하는데, 이는 일일 열량 섭취의 15퍼센트를 차지하는 것입니다. 2006년 미국 농수산부의 발표는 더 무섭습니다. 2006년 한해 동안 미국인의 평균 액상과당 섭취량은 거의 18.8 킬로그램이라고 합니다.
- 거대한 음식물 쓰레기_ 해마다 생산된 음식의 반 정도가 버려집니다. 미국의 경우, 생산되는 음식은 1인당 평균 3,774칼로리에 맞춰지지만, 실제로 우리 몸이 받아들일 수 있는 열량은 2,100칼로리에 불과합니다. 나머지는 그냥 버려지겠죠. 혹은 버리는 음식이 아깝다고 여기는 누군가의 뱃살에 쌓일 수도 있겠지요.
- 과대 식품 포장_ 해마다 생산되는 3,800억 개의 비닐 백 중 98퍼센

트가 버려집니다. 이것을 생산하는 데 1,200만 배럴의 원유가 사용됩니다.

이런 지구온난화 음식들은 지구뿐만 아니라 우리의 몸까지 온난화시킵니다. 자연으로부터 온 음식보다 천연의 맛도, 영양도, 다양성도, 안전성도 덜하므로 아무리 건강한 사람도 이런 음식을 오래 먹다 보면 몸이 예민해짐을 느낄 수 있지요.

음식은 생활의 원천으로 우리 몸과 밀접하게 연결되어 있습니다. 최소한으로 가공되고 포장된 음식이나, 로컬 푸드, 유기농 식품, 한마디로 지속 가능하고 섹시한 음식을 선택하지 않으면 당신의 음식은 비타민과 무기질이 결핍되고 신진대사를 방해하는 독소로 차게 됩니다. 비만으로 이어질 수도 있고요. 인스턴트 식품은 먹을 땐 입에 달고 맛날 수 있지만 곧 우리를 기진맥진하고 허약하게 만든답니다.

우리가 지구를 아프게 하는 것은 곧 우리 자신을 아프게 하는 것입니다. 이런 음식 대신 지구온난화를 방지하는 쿨~한 음식이 따로 있을까요? 나쁜 음식 시스템에 찌든 우리 몸과 지구를 보듬어주는 음식을 생산, 유통, 소비의 순환 측면으로 생각해봅시다. 그리고 스스로에게 다음의 질문을 끊임없이 던져봅시다.

☐ 음식을 구입하거나 먹기 위해 얼마나, 어떻게 이동했나요?
☐ 채식 혹은 육식, 어떤 종류의 음식을 구입하거나 소비했나요?
☐ 음식은 로컬 푸드인가요, 수입품인가요?

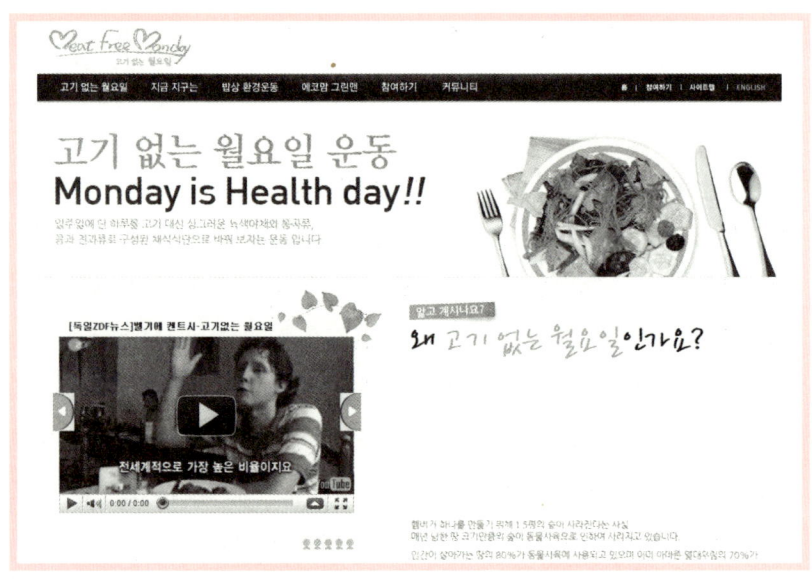

고기 없는 월요일 사이트 www.meatfreemonday.co.kr

▫ 어느 정도 가공이 되었나요?
▫ 화학비료, 제초제를 얼마나 사용했나요?
▫ 어느 정도 포장이 되었나요?
▫ 남은 음식과 포장은 어떻게 처리하나요?

이렇듯 쿨 퀴진이란 단지 육식을 줄이고, 우리 농산물을 이용하고, 유기농을 선호하고, 제철의 신선한 식품을 섭취하는 작은 변화로도 탄소발자국을 충분히 줄일 수 있다는 원리의 음식을 의미합니다. 쿨 퀴진 스타일은 우리의 건강뿐 아니라 우리의 지구를 위한 것입니다. 사실 그리 특별하지도 새롭지도 않지만 여러분을 불편하게 만드는 문제들을 쉽게 행동으로 이끌어줄 섹시한 팁입니다.

지속 가능하고 섹시하게 요리하기

요리는 그 자체로 섹시합니다. 또한 요리하는 사람도 섹시합니다. 최근 미국 〈보그Vogue〉지에 한국인 요리사 데이비드 장David Chang이 〈요리사, 도둑, 아내, 그리고 그녀의 정부The cook, the thief, his wife, and her lover〉라는 영화를 패러디한 패션 화보에 실렸습니다. 마리오 바탈리Mario Batali나 고든 램지Gordon Ramsay의 방송을 보면 단지 완성된 요리로서가 아니라, 요리를 준비할 때부터 나는 향기, 재료의 감촉, 시각에서부터 침샘을 자극하며 시청자들을 행복하게 합니다. 일본의 초식남들은 별명답지 않게 섹시한 멋을 물씬 풍기기도 합니다. 이렇듯 꼭 이름난 셰프가 아니더라도, 음식을 만드는 일을 즐긴다면 그 역시 지속 가능하고 섹시한 사람입니다. 왜냐하면 살아 있는 우리와 음식 재료가 서로 소통하여 하나의 작품이 나오고, 다시 우리 몸으로 흡수되어 에너지를 주기 때문이죠.

그러나 패스트푸드나 가공식품은 어떤가요? 물론 불판에서 지글지글 익어가는 햄버거 패티는 너무도 유혹적입니다. 그러나 무엇으로 만들어 졌는지 알 수 없는 햄버거 패티와 코팅지에 몇 겹으로 포장되어 손님을 기다리는 햄버거가 섹시할까요? 가격은 저렴하겠지만 만드는 사람의 영혼이 없는 음식이 아닐까요? 만약 패스트푸드를 사람이 느낄 수 있는 다섯 가지 감각을 총동원하여 먹는다면 어떨까요? 과연 몇 가지 감각을 충족시킬 수 있을까요?

솜씨가 없어서, 귀찮아서, 시간이 없어서, 음식을 못하거나 하지 않았다면 지금부터 손에서 패스트푸드를 놓으세요. 그리고 조리대 앞에 서 보세요. 요리가 얼마나 기쁘고 흥분된 일인지 알게 될 것입니다. 지속 가능하고 섹시하기 위해서 반드시 요리를 할 필요는 없지만 요리가 여러분을 지속 가능하고 섹시하게 만들어주는 것은 사실이니까요.

지속 가능하고 섹시한 요리사의 롤모델로 누구를 꼽을 수 있을까요? 아마도 제이미 올리버 아닐까요? 히피 미남 셰프에서 지금은 세계적인 스타 셰프가 된 제이미 올리버는 영국 채널 4의 다큐멘터리 〈Jamie's School Dinners〉에서 'Feed me better' 캠페인을 펼쳐 영국 학교 급식의 질과 영양을 개선하려 노력했습니다. 이 프로그램은 많은 시청자들의 공감을 얻어냈고, 결국 당시의 영국 수상 토니 블레어는 학교 급식 개선부를 만들 것을 교육부에 지시했다고 합니다. 게다가 미국까지 날아가서 급식 개혁을 하고 있고요. 자다가 방금 일어난 듯한 더벅머리로 해변에서 요리하는 그의 쿠킹 프로그램을 볼 때면 캘리포니아의 근육질 서퍼보다 그가 훨씬 섹시하죠. 하지만 아이들과 있을 때조차 굉장히 섹시해 보이는 이유는 뭘까요? 그만의 섹시함은 가공식인 가짜가 아니라 진짜 음식을 먹는 즐거움을 전하는 진심에 있기 때문입니다. 암스테르담에 있는 제이미 올리버의 식당 'Fifteen'에서는 해양관리협의회Marine Stewardship Council(MSC)에서 인증한 MSC 에코 라벨eco-label 해산물만 사용합니다. 환경을 사랑하는 마음으로 지구에 해가 되지 않는 재료를 쓰겠다는 다짐이 그를 더욱 섹시하게 만듭니다.

혹시 이 책을 읽고 있는 남성들, 제이미처럼 인기를 끌고 싶은가요? 네, 가능합니다! 요리는 인간이 살아가기 위한 원초적인 행위이고, 여기에 멋과 기술이 더해지며 발전해온 인간의 가장 오래된 라이프스타일이기 때문입니다. 앞치마를 두르고 자신의 여자에게 먹일 음식을 만드는 남자, 여자들은 이런 남자를 섹시하게 여긴답니다. 물론, 이 원칙은 당연히 반대로도 적용됩니다.

이안 감독의 영화〈음식남녀〉나 김수현표 드라마를 보면 유독 식사 장면이 많이 나옵니다. 함께 재료를 준비하고, 요리를 하고, 먹는 행위가 그만큼 소중한 것이기 때문입니다. 가족, 친구, 음식이 만들어가는 포근한 관계들. 말로는 정확히 그려낼 수 없는 섬세하고 따끈따끈한 감정을 어떻게 표현할까요?

그래서 고급스러운 레스토랑에서 사 먹는 그 어떤 음식보다, 초라하지만 정성이 듬뿍 담긴 엄마의 밥 한 끼가 항상 그립습니다. 먹어줄 사람을 생각하며 직접 만든 음식들은 요리를 하는 사람이나 요리를 기다리는 사람에게 치유 효과를 주고, 명상을 할 수 있는 멋진 도구가 될 수 있습니다. 요리를 하다 보면 감각이 깨어납니다. 구석구석 숨어 있던 오감이 깨어나고 생기가 솟아오릅니다.

요리에 집중하다 보면 재료에도 민감해지게 됩니다. '무엇을' 요리하는 것보다 '무엇으로' 하는 것이 더 중요해지죠. 만약 불고기를 만든다면, '이 고기가 어디에서 왔을까?', '소가 자란 곳은 어떤 곳이었을까?', '호르몬이나 항생제를 맞지는 않았을까?', '방목되었을까?', 소고기 외에 간장도, 양파도, 파도, 이런 의문을 갖게 됩니다. 재료 하나하나 따지는 것이 피곤하다고 생각하는 사람도 있겠지만, 바로 내 식구와 함께 먹는 음식이기 때문에 더 까다로워져야 합니다. 음식 재료에 대한 까다로운 기준이 바로 건강, 환경, 사회, 그리고 문화를 건강하게 만드는 첫걸음이 될 것입니다.

자, 그럼 요리를 시작해볼까요? 지금까지 요리를 해오지 않았다면 분명 요리할 시간이 없다, 비용이 더 들어간다고 생각하겠지만, 시작 단계에서 느끼는 두려움은 '직접 만들어 먹기'가 습관화되면 즐거움과 편함으로 바뀝니다. 직접 만들어 먹는 행위 자체가 여러분을 더 섹시하고 건강하게 만들어주고, 동시에 지구도 살린다면 요리하기를 더 이상 미룰 이유가 없겠죠?

먼저 가지고 있는 것부터 점검해봅니다. 찬장과 냉장고 안에 무엇이 들어 있나요? 테이블에 다 올려놓은 다음, 유통기한이 지난 것은 휴지통에, 앞으로도 먹지 않을 것은 나눔용으로 분리합니다. 내친 김에 냉장고를 깨끗이 청소해주면 신선한 재료의 보관에도 도움을 줄 뿐만 아니라 전기요금까지 절약할 수 있습니다.

정리가 끝났다면 요리를 할 수 있는 시스템을 구축할 차례! 냉장고나 찬장을 열면 금방이라도 요리하고 싶은 기분이 들도록 다음의 '기본 구매 식품'들을 갖춰두세요.

냉장고 속 must-haves
- 국산 고추를 사용한 재래 고추장
- 국산 콩으로 담근 재래 된장
- 국산 김치

- 국산 콩으로 만든 두유, 우유
- 무항생제 · 유정란 · non-GMO 표시가 있는 달걀
- 화이트 와인 또는 정종
- 마늘
- 파
- 유기농 버터
- 제철 채소
- 제철 과일
- 인공 첨가물과 불순물이 없는 통조림과 냉동식품

찬장속 must-haves
- 간장
- 소금(천일염, 죽염)
- 참기름 혹은 들기름
- 엑스트라 버진 올리브 오일
- 포도씨 오일
- 후추
- 칠리 가루 · 이탈리안 허브 등 건조 허브
- 강황 · 계피 · 너트 맥 등 향신료
- 유기농 땅콩버터
- 쌀 혹은 현미
- 콩 · 보리 · 팥 · 조 등 잡곡
- 메밀국수(소바)

- 견과류
- 선식·생식

'가끔'의 즐거움을 위한 Sweets
- 아주 진하고 풍부한 다크 초콜릿
- 한과와 깨강정, 콩강정
- 볶은 검정콩과 호두·땅콩 등의 견과류
- 엿기름 식혜
- 요구르트

    이쯤이면 준비가 끝난 듯하네요! 모자란 것이 있어 새로 구입해야 한다면, 이제부터라도 양보다 질을 생각하세요. 하지만 비싼 것만이 좋고 싼 것은 다 나쁘다는 것은 아닙니다. 실제로 우리 몸에 좋다는 유기농 제품도 이제는 거대 산업이 되어가고 있습니다. 엄청난 자본과 유통망을 바탕으로 대기업들이 선점했기 때문이죠. 하지만, 몇 천 킬로미터를 날아온 유기농 바나나와 청정해역의 연어가 지속 가능하고 섹시할까요? 100마일 다이어트처럼 일정 범위 안에서 생산되는 것만 먹는 친환경 운동도 있듯, 가까운 곳의 음식을 먹으면 내 나라에 도움도 되고 탄소 발자국도 줄일 수 있습니다. 에스키모나 몽골 사람들처럼 원하는 모든 것이 나지 않는 나라에서는 로컬 푸드의 의미가 없겠지만, 많은 것이 풍요로운 우리나라에선 걱정할 일은 아닙니다.

    자, 이쯤된다면 유기농 식품과 로컬 푸드 둘 중에 무엇을 선택해야 할지 혼동이 오겠죠? 둘 중 하나만 꼭 골라야 한다면 대기업 유기농 제품보다는 소규모로 생산된 로컬 푸드 쪽에 손을 들어주고 싶습니다. 이 로컬 푸드를 먹는 것은 부정적인 것보다 긍정적인 면이 훨씬 더 많으니까요. 우리의 소비가 우리 고장의 농부들에 힘이 됩니다. 하지만 어느 때라도 최소한의 가이드라인은, 사고 싶은 곳에서, 신선해 보이고 먹고 싶은 것을 고집하는 것입니다.

    하지만 심사숙고 끝에 구입한 로컬 푸드라도 보관법과 손질법이 틀리다면 그 노력이 소용없겠죠? 먼저, 구입한 모든 채소를 먹기 좋게 썰어 놓습니다. 가공식품이 먹기 좋기 때문에 우리도 모르게 손이 가는 것처럼, 우리의 순수한 재료도 먹기 좋게 손질합니다. 당근 한 상자를 한번에 씻어서 껍질을 벗기거나 아니면 그대로 손가락 굵기로 썰어 냉장고에 넣습니다. 오이, 샐러리, 무, 양배추, 브로콜리 등 제철 채소를 준비하세요. 전화를 하거나 음악을 들으면서 일주일치 식량을 한꺼번에 준비합니다. 냉장고 채소칸에 잘 넣어놓으면 일주일은 거뜬히 먹을 수 있으니까요. 푸른 잎 채소들도 마찬가지입니다. 한 장씩 잘 씻어서 샐러드 스피너에 넣어 보관하면 일주일이 싱싱합니다. 생기를 주기 위해 스피너 바닥에 몇 방울의 물은 남겨놓으세요. 탈수와 보관을 동시에 할 수 있는 샐러드 스피너는 온라인 쇼핑에서 쉽게 구입 가능하고, MUJI 매장에서도 깔끔한 샐러드 도구를 구매할 수 있습니다. 인스턴트 밥을 애용하나요? 아주 조금만 노력을 기울이면 훨씬 건강하고 맛있는 밥을 간편하게 먹을 수 있습니다. 각종 잡곡이 들어간 영양밥을 지어서 1인분씩 냉동고에 보관했다가 꺼내 전자레인지에 돌리면 갓 지은 듯 맛있는 밥을 먹을 수 있답니다. 콩, 팥을 종류대로 삶아놓고 조금씩 포장해서 밥 위에, 시리얼에,

두부에, 국에, 수프에 넣어 먹는 방법도 강추! 간단하지만 든든한 한 끼 식사로 충분하답니다. 조금 번거롭긴 하지만, 이런 준비는 식품의 보관 기간을 늘려줄 뿐 아니라 냉장고에 더덕더덕 붙여놓은 치킨집, 피자 가게, 중국집에 전화 거는 횟수를 줄여줍니다. 일주일에 하루만 투자하세요. 꽤 편하고 맛있고 건강한 식사를 준비할 수 있답니다!

 에코칙 팁 단계별로 행동하기

자, 그럼 충분히 '자각'했으니 쉬운 것부터 단계별로 행동해보면 어떨까요?

Cool Cuisine 1단계

- 육식, 특히 쇠고기 줄이기. 국물과 김밥 속 재료도 꼼꼼히 살피며 일주일에 3일은 쇠고기를 먹지 않습니다.
- 제철 재료를 구입합니다.
- 로컬 푸드를 구입합니다. 특히 과일을 선택할 때 주의하세요.
- 조금씩 자주, 버리지 않고 먹을 수 있는 양의 음식만 구입합니다.
- 장바구니를 마련하여 열쇠 두는 곳이나 자전거 있는 곳 등 눈에 띄는 데 둡니다.
- '고기 없는 월요일'을 지킵니다. 일주일에 하루만 고기를 먹지 않아도 환경운동가가 될 수 있는 기회! www.meatfreemonday.co.kr을 방문해보세요.

Cool Cuisine 2단계

- 일주일에 4일은 고기를 끊습니다. 김밥의 햄도 OUT!
- 일주일에 하루는 유제품과 달걀까지 포함해 동물성 식품을 먹지 않습니다.
- 재래식 시장, 특히 시골 장을 방문하거나 또는 온라인으로 생협 제품을 구입합니다.
- 산나물과 허브를 공부합니다.
- 일주일에 세 끼는 유기농 식품을 먹어봅니다.
- 일회용 물통은 버리기 전에 리필해서 마십니다.
- 커피 컵, 플라스틱 그릇 등 일회용 용기도 재활용합니다.
- 일주일에 3일은 신선한 제철 재료로 요리해서 먹습니다.

Cool Cuisine 3단계

- 일주일에 2~3일 동안 동물성 식품은 먹지 않습니다.
- 대신 일주일에 4~5끼는 유기농 식품으로 먹습니다.
- 일회용 식수를 구입하는 대신 나만의 물통을 휴대합니다.
- 커피를 테이크아웃할 때에는 텀블러를 활용합니다.
- 유기농, 공정무역, 착한 커피와 초콜릿을 구입합니다.

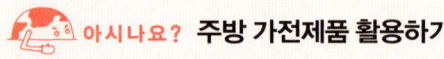 **주방 가전제품 활용하기**

전기주전자도 골라 쓰세요!

최근 전기주전자는 친환경 기능을 많이 더했습니다. 플라스틱보다 열전도율과 보온성, 위생성이 더 뛰어난 스테인리스 등의 금속 소재 제품도, 1시간 정도 적정 온도를 유지시켜주는 주전자도 나왔습니다. 필요한 만큼의 물만 사용할 수 있게 250밀리리터 컵 단위로 나온 주전자 및 적정 온도로 끓이는 주전자도 있으니 라이프스타일에 맞는 전기주전자를 골라 쓰세요.

의외로 친환경적인 전자레인지

가전제품을 1년간 사용했을 때 방출되는 탄소의 양은 얼마나 될까요? 미국의 조사 결과에 따르면 냉장고는 922킬로그램, 전자레인지는 156킬로그램, 가스레인지는 726킬로그램, 설거지 기계는 381킬로그램이라고 합니다. 생각보다 간단하고 친환경적으로 조리해주는 전자레인지를 활용해보세요.

슬로 쿠커로 슬로 푸드를 즐기세요

오븐보다 에너지가 절약되는 '오쿠', '쿱' 등 슬로 쿠커를 이용해보세요. 오븐이 1시간에 1,225그램의 이산화탄소를 방출한다면 슬로 쿠커는 7시간에 408그램를 방출합니다.

*증조 할머니와 장보기

마케팅에 속지 말고 진짜 음식을 먹자!

지금은 믿지 못할 일이지만, 마가린이 버터보다 착한 음식이었던 때가 있었습니다. 진짜로요! 버터의 지방이 건강을 해친다며 너도나도 동물성 지방인 버터를 버리고 식물성 지방인 마가린을 선택했었지요. 하지만 최근에 밝혀진 연구 자료에 의하면 저지방 식단은 암 치료뿐만 아니라 심장마비 같은 관상동맥경화에도 전혀 효과가 없다고 합니다. 게다가 인위적인 가공 공정을 거쳐 탄생한 트랜스 지방의 유해성이 떠들썩하게 보도되면서 온 세계가 트랜스 지방과의 전쟁을 선포했습니다. 이때부터 식물성 마가린은 천대받기 시작했고, 그 자리를 올리브 오일이 대신하고 있지요. 이 모든 것이 음식을 생명이 없는 물체, 즉 영양소라는 화학 공식으로 바라보는 단순한 생각에서 출발된 계산 착오라고 할 수 있습니다. 사실 우리는 음식을 먹으며 단순히 삶을 연명하는 것보다는 즐거움, 기쁨, 관계, 가족, 감사, 사랑, 문화, 땀, 호기심 등 셀 수 없이 많은 경험을 합니다. 음식은 살아서 꿈틀대는 유기물인 것입니다.

하지만 이 사실을 아는지 모르는지, 영양학자들은 음식과 건강의 관계를 계속 실험할 것이고, 결과는 계속 바뀔 것입니다. 우리는 그 결과를 맹목적으로 따라가야 할까요? 식품, 유통, 제약 회사들이 대박을 터뜨리기 위해 만들어내는 장난감에 지갑을 열며 우리의 소중한 몸을 맡겨야 할까요?

진짜 음식을 먹자고 합니다. 진짜 음식은 무엇일까요? 진짜 음식이란 생채소와 과일, 견과류, 씨앗, 새싹, 통곡물, 방목 육류, 해물류, 유제품 등 가공되지 않은 음식입니다. 유기농과 진짜 음식을 혼동하지 마세요. 가공식품 중에서도 유기농을 재료로 한 제품이 있을 수 있고, 진짜 음식이지만 유기농은 아닐 수도 있으니까요.

음식은 왜 가공될까요? 1)오래 보관하고 싶어서, 2)맛있게 보이기 위해서, 3)달콤, 짭짤, 매콤, 상큼 등 더 감각적인 맛을 내기 위해서, 4)대량으로 판매하려고, 5)기능성 식품으로 둔갑하기 위해서 등입니다. 한마디로, 소비자의 구미에 딱 맞춰 더 많이 팔기 위한 판매자의 욕심에서 시작됩니다. 지구온난화의 원인 중 가장 큰 역할을 하는 것 두 가지를 꼽아볼까요? 두말할 것도 없이 육식과 가공식품입니다. 2차 세계대전 이후 세계의 인구는 기하급수적으로 늘어 2000년대에는 드디어 2배가 되었습니다. 그들을 굶기지 않기 위하여 농축산업은 대기업화될 수밖에 없었고요. 인스턴트 음식, 패스트푸드, 프랜차이즈 식당 등이 우후죽순처럼 생겨났습니다. 그렇게 마구 찍어낸 음식을 소비하기 위해 마케팅 전쟁이 일어났습니다. 갖가지 마케팅 언어가 우리의 지갑을 열어왔습니다. 요즘은 건강을 생각한다는 허울로 저지방 다이어트, 무설탕, 저탄수화물 등의 가공식품이 개발되고 있습니다. 하지만 우리의 몸을 이루고 있는 세포와 애당초 코드가 다른 이런 가공식품은 여전히 우리 몸과 원활히 소통하지 못합니다. 결국 우리 몸속에 독소로 쌓이게 될 테고요.

데이트 초기를 기억하세요? 아무리 먹어도 체중이 올라가지 않습니다. 그 시간을 만끽하고 사랑하는 사람과 음식을 즐기기 때문이죠. 사람,

음식, 상황 등을 우리는 자각하게 되고, 깨어 있어서 에너지를 불태우며 음식을 먹습니다. 게다가 자각을 하며 먹으면 배가 어느 정도 차고 있다는 것을 감지할 수가 있답니다. 물론 오랫동안 사귀다 보면 남자 친구가 있는 것이 오히려 불어나는 뱃살의 이유가 되기도 하지만요.

프렌치 패러독스French paradox라는 말을 들어보셨죠? 프랑스인들은 와인, 크림, 감자, 고기, 달콤한 디저트까지 많은 음식을 2시간이라는 긴 식사 시간 동안 넉넉히 섭취하지만, 기능성 스무디만 먹고 허기를 참으며 다이어트하는 미국인들보다 훨씬 날씬하고 생활습관병도 없습니다. 참 억울하게도요.

만약 몸과 마음도 건강해지고, 날씬해지고, 돈도 절약하고, 맛도 있고, 친환경적인 음식을 먹을 수 있다면 당장이라도 그 방법이 궁금해지겠죠? 그것은 바로 '진짜 음식'을 먹는 것입니다. 우리의 몸과 소통하는 '진짜 음식' 말입니다.

자연의 미덕, 홀 푸드

영국 BBC방송에서 방영된 다큐멘터리에서도 그 해답을 찾을 수 있습니다. 과일과 채소, 견과류, 생선, 통곡물, 꿀, 기름 등 홀 푸드whole foods로 구성된 원시인 식단을 9명에게 10일간 제공했는데, 그 결과는 놀라웠습니다. 1인당 제공된 과일과 채소만 5킬로그램에 달하는 이 엄청난 양의 음식을 매일 남김 없이 섭취한 실험자들의 몸이 몰라보게 바뀌었기 때문이죠. 콜레스테롤과 혈압이 기존의 4분의 1로 감소했으며, 체중은 평균 4.4킬로그램, 허리둘레는 평균 5.5센티미터가 줄었다고 합니다.

우리가 당장 이런 식단을 마련하는 것은 물론 곤란한 일입니다. 하지만, 이틀간의 주말 가운데 하루 정도는 실천할 수 있지 않을까요? '진짜 음식'을 먹는 것만으로도 우리 몸은 유익한 효과를 낼 수 있다는 것에 주목해보세요.

지속 가능하게, 섹시하게 먹는 방법 중 하나로 홀 푸드 먹기를 추천합니다. 가공이나 정제를 최소화한 음식을 일컫는 홀 푸드는 그 자체로 생명력을 지닌 음식이라 할 수 있죠. 리얼 푸드real food라고 해도 맞을 것 같네요. 친환경론자들의 본거지인 미국과 유럽에서 30여 년 전부터 선풍적인 인기를 끌고 있는 먹기의 한 방법입니다. 심지어 미국의 홀 푸드 마켓whole foods market이란 대형 식품 매장은 유기농의 또 다른 이름으로 여겨질 정도입니다.

홀whole은 여러 가지의 뜻을 지닌 단어이지만 '전체의' 또는 '완전한', '순수한'이라는 의미만으로도 충분합니다. 한마디로 자연에 가장 가까운 음식이라는 것이지요. 가공이나 첨가물이 아주 적거나 없는, 자연의 미덕을 갖춘 식품, 홀 푸드야말로 진짜 음식이 아닐까요? 가짜 음식이 판치고 있는 지금 가장 쉽게 기억할 수 있는 이름이기도 하고요. 이 아름다운 '진짜 음식'은 가공으로 인해 파괴되는 영양소, 효소, 프로바이오틱 등을 그대로 함유하고 있어 맛은 물론 건강에도 좋습니다. 비싼 기능성 보조 식품보다 비타민과 미네랄이 훨씬 풍부합니다.

자, 그럼 홀 푸드 먹기를 우리 식생활에 어떻게 이용하면 좋을까요? 이번 팁의 요점은 '간단함'을 지키는 것입니다.

마이클 폴란Michael Pollan이라는 미국 버클리 대학 언론학과 교수는 그가 쓴 음식에 관한 많은 책들로 유명합니다. 최근에는 오프라 윈프리 쇼에 고정 게스트로 나와서 그 인기를 더하고 있고요. 그의 제안은 "Eat food, not much, mostly plants"입니다. '음식을 먹으세요'라는 말이 의미심장합니다. 그럼, 진짜 음식을 먹으려면 어떻게 해야 할까요? 장 보러 갈 때 증조 할머니가 아실 만한 재료만 목록에 올리는 방법을 권하고 싶습니다.

요구르트 진열대를 떠올려봅시다. 떠 먹고, 마시고, 섞어 먹다가 이제는 짜 먹는 요구르트까지 나왔습니다. 외국의 의사들까지 등장하는 시판 요구르트는 건강식품을 넘어 이제는 소화기를 다스리는 만병통치약으로 신성시되고 있지만 성분은 달콤한 아이스크림과 흡사합니다.

하루 한 끼를 간단히 해결하는 에너지 바도 마찬가지입니다. 하루 한 끼 권장량을 모두 충족할 수 있는 기능식으로 계산대 앞에서 우리를 유혹하고 있지만, 단순히 칼로리만 주는 초콜릿 바와 다를 것이 하나도 없습니다. 증조 할머니가 시판 요구르트나 에너지 바를 아실까요?

성분표에 숨은 좋은 기름 찾기

성분표를 꼼꼼히 살피고 내 상식 내에 아는 것이 있는 제품만 구입하세요. 지방을 예로 들어보죠. 수소 경화유나 트랜스 지방이 위험시되고 있는 지금, 과연 우리 몸에 안전한 지방은 무엇일까요? 그리고 친환경적인 지방은 무엇일까요? 사실, 그 어떤 지방도 지구에 친절한 것은 없습니다. 그러나 환경 전문가들은 식품 중 유기농이어야 하는 것 1순위는 기름이라고 합니다. 왜냐하면 음식이나 용기의 화학제나 중금속이 기름에 붙어 우리 몸에 흡수되기 쉽기 때문입니다. 그렇다면 어떤 기름을 먹고 어떤 기름을 피해야 할까요?

- 식품 분석표에 트랜스 지방이나 쇼트닝이나 마가린 같은 수소경화유가 들어 있는 것은 피하세요.
- 고열로 요리할 때 올리브 오일은 피하세요. 올리브 오일은 지방이 연소되는 온도가 낮기 때문에 건강에 좋지 않은 화학 반응이 일어날 수 있습니다. 튀김 요리를 할 때는 발연점이 섭씨 250도여서 상대적으로 높은 포도씨 오일이 좋습니다.
- 마가린도 트랜스 지방을 함유하지 않은 유기농 제품만 사용하세요.
- 가열하지 않은 샐러드, 회, 전채 요리 등에는 엑스트라 버진 올리브 오일을 사용하세요.
- 코코넛 오일도 좋습니다. 최근에 밝혀진 연구 결과에 따르면 모유의 지방산과 흡사한 코코넛 오일의 라우릭산lauric acid은 항균 효과뿐만 아니라 뇌와 신경 발달에 도움을 주고, 암과 심장병으로부터 우리를 보호한다고 합니다. 게다가 코코넛 오일은 신체에 지방으로 저장되지 않기 때문에 체중 조절에 도움이 되며, 간은 이것을 에너지로 직접 사용합니다. 우리나라에서는 아직 쉽게 구할 수 없지만 인터넷으로 주문 가능합니다.
- 버터만큼 풍족한 기름이 있을까요? 무엇이든 버터로 볶으면 간단하게 풍미를 낼 수 있습니다. 또 흰 빵을 먹을 때 버터를 바르면 탄수화물이 포도당으로 급속히 전환하는 것을 저지할 수 있고요.
- 샐러드에는 올리브 오일 대신 들기름도 좋습니다. 들기름은 오메가 3 지방산이 차지하는 비율이 60퍼센트 이상으로 가장 높기 때문이죠. 암 발생률을 낮추고, 콜레스테롤 수치를 떨어뜨리며, 들깨에 들

어 있는 로즈마리산은 항산화 작용과 항염증, 항암 작용을 합니다. 알파 리놀렌산은 뇌 활동에 도움을 주기도 하고요. 참, 들기름은 볶은 들깨보다 생들깨로 짠 것이 훨씬 건강에 좋습니다.
- 아마씨 오일에도 오메가3 지방산이 58퍼센트나 들어 있습니다.

다음은 오메가3·6·9에 대해서 알아볼까요. 지방을 먹으면 왠지 살이 팍팍 찔 것 같은 생각이 들기도 합니다. 그래서 지방 노이로제가 있는 일부 사람들은 기름을 절대 섭취하지 않고요. 하지만 몸에 좋은 기름도 분명히 있답니다. 이름하여 오메가 지방산 삼총사!

올리브 오일, 카놀라 오일, 해바라기씨 오일 등에 많이 들어 있는 오메가9 지방산은 콜레스테롤을 감소시키고, 위산 과다 분비를 억제하며 변비 해소에 도움이 됩니다. 홍화씨 오일, 옥수수 오일, 참기름 등에 있는 오메가6 지방산은 알레르기와 염증, 혈전을 촉진시키고, 혈액을 응고시키는 역할을 합니다.

오메가3 지방산은 오메가6 지방산과는 반대되는 역할로 알레르기, 염증, 혈전을 억제하고, 혈관을 확장시킵니다. 들기름, 아마씨 오일, 등푸른 생선 등에 많이 들어 있지요. 오메가6 지방산은 동맥경화의 원인이 되는 혈전을 만들면 오메가3 지방산이 이를 막는 것입니다. 오메가6 지방산도 고지혈증을 예방하는 기능이 있지만 혈관을 수축시키기 때문에 너무 많이 먹으면 건강을 해칠 수 있고 성인병과 비만의 원인이 될 수 있습니다. 이때 오메가 지방산의 비율이 중요한데, 고기나 볶음 요리를 주로 먹게 되는 외식을 많이 하면 오메가6 지방산을 과다 섭취하게 됩

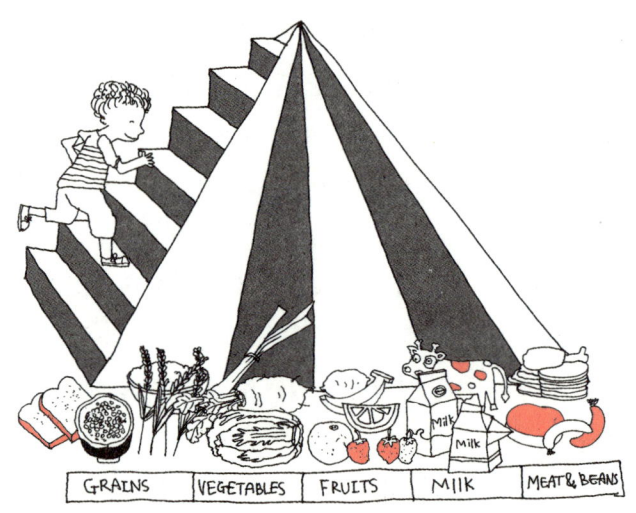

미국 농림부의 식품 안내 피라미드

니다. 오메가3 결핍과 오메가6 과잉 섭취가 겹칠 경우 비만을 후대에 유전시키는 요인으로 작용할 수 있다고 하는데요. 실험용 쥐들에게 균형이 파괴된 사료를 지속적으로 먹였을 때 지방 조직이 크게 증가했답니다. 다시 말해 불포화지방산의 균형이 깨질 경우 오히려 비만을 유발하는 등 장기적으로 건강에 좋지 않다는 뜻이지요. 섹시한 몸과 탄력 있는 피부를 위해서 요리를 할 때는 좋은 기름을 고르세요.

좋은 탄수화물, 나쁜 탄수화물

또 탄수화물을 먹으면 먹을수록 비만과 성인병이 늘어난다는 사실이 밝혀졌다죠. 가공된 흰 빵, 흰 쌀보다는 건강한 지방을 마음껏 즐기는 것이 건강에 이롭다는 것이지요.

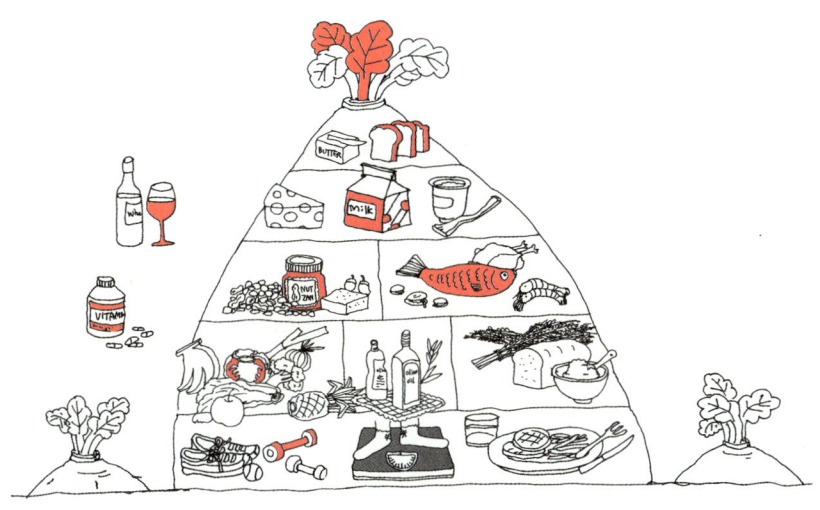

하버드 공중보건대학원의 식품 피라미드

미국 농림부의 식품 구성은 저지방 식단에서 2005년에 개정되고 2010년에 다시 개정되었습니다. 슬로건은 "One size doesn't fit all"으로 개인화 식단을 지향하는데, 잡곡, 채소, 과일, 유제품, 고기, 생선과 콩류, 그리고 기름이 포함되어 있습니다.

하버드 공중보건대학원의 식품 피라미드는 더 발전된 모델입니다. 정제된 탄수화물과 통곡물 탄수화물의 비교, 붉은 고기를 단백질에서 제외시킨 것 등이 눈에 띕니다. 종합 비타민과 와인도 재미있네요.

반면 우리나라의 식품 구성탑을 볼까요? 1995년 한국영양학회에서 한국인 영양권장량으로 만든 것입니다. 그 이후 장장 15년 동안 개정하지 않았다는 뜻이죠. 흰 쌀밥을 주식으로 하고 있는 이 표를 보면, 탄수

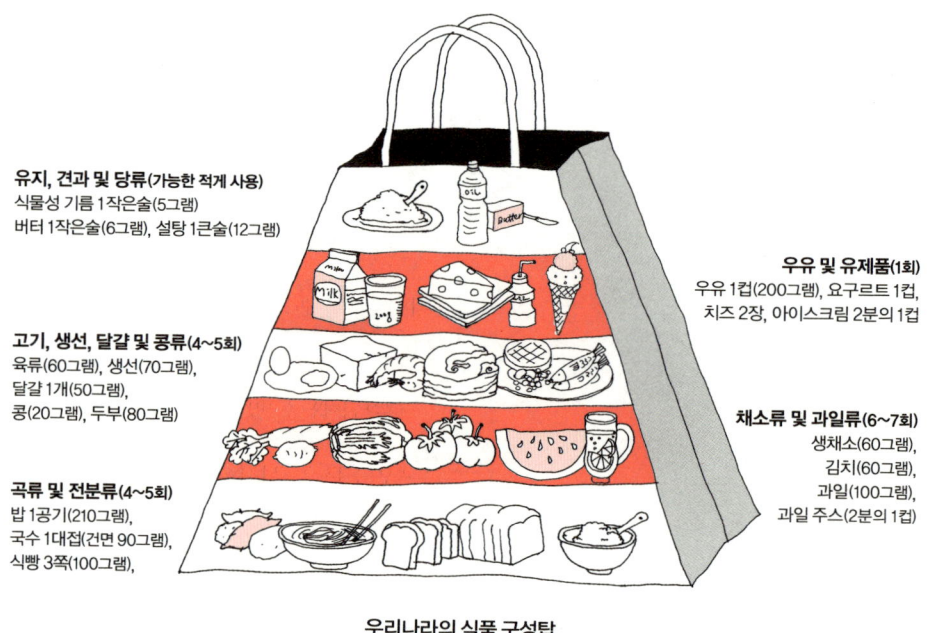

우리나라의 식품 구성탑

화물 중독인 한국인에게 대사 질환이 점점 더 많이 나타나는 이유를 알 수 있겠죠?

액상 과당의 비밀

많은 연구가 액상 과당을 성인병의 주요한 원인으로 지목하고 있습니다. 옥수수를 가공한 것뿐인 이 액체가 왜 문제인 것일까요? 들어가지 않은 음식을 찾기가 어려울 정도로 우리 식탁을 위협하기 때문입니다. 심지어 캘리포니아 롤에까지 들어 있다는 사실! 90년대 건강 요리로 급부상한 스시는 일본 요리를 세계화하는 일등공신이었습니다. 일본 식당이 미국을 휩쓸고, 미국인들은 서툰 젓가락질을 하며 "I love healthy food~"를 외쳤습니다. 캘리포니아 롤이 미국인들은 물론 세계인들의 입맛을 사로잡은 이유는 바로 진짜 스시에는 없는, 달콤한 케이크의 맛을 그대로 간직했기 때문이죠. 하지만 날치알, 훈제 연어, 가공 소스 범벅인 화려한 롤이 건강한 진짜 음식일까요?

이런 가짜 스시처럼 액상 과당은 소스 혹은 알아채기 힘든 다른 모습으로 포장되어 있어서 우리가 생각하는 건강식품에도 골고루 숨어 있습니다. 이제부터 눈을 크게 뜨고 유전자 변형 옥수수와 액상 과당은 피하세요. 유전자 변형 옥수수에는 마니톨, 솔비톨, 프룩토즈, 글루코즈, 말토텍스트린, MSG 등등의 별명이 붙여져 있으니 구별하기도 쉬울 것입니다.

제철 음식을 먹자

오늘날의 세상은 언제 어디서든 같은 음식을 먹을 수 있게 해줍니다. 하지만, 이런 음식들은 지속 가능하거나 섹시하지 않습니다. 자연의 사이클에 위배되는 음식들이기 때문이죠.

제철 음식은 자연의 순환에 따라 농약·제초제처럼 인위적인 거름이나 지나친 사람의 손길이 없어도 저절로 잘 자라 최상의 맛과 영양을 갖고 있습니다. 그 어떤 값비싼 보약이나 비타민이 없어도 하루가 다르게 쑥쑥 크는 건강한 아이처럼요.

봄에 파릇파릇 푸른 새싹과 잎들이 생명의 기운을 북돋는다면, 여름엔 수분 함량이 많은 채소와 과일이 땀으로 배출된 수분을 보충하고 활력을 줍니다. 천고마비(天高馬肥)의 계절 가을에는 말 그대로 더 많이 먹고 더 많이 건강해지라고 저절로 군침이 도는 탐스럽고 풍성한 곡식과 과일이 찾아옵니다. 겨울에는 겨울대로 저장 식품과 추위를 뚫고 나온 생명력 강한 식품들이 우리를 행복하게 합니다.

 더 맛있습니다! 세계적으로 유명한 셰프들에게 요리의 비법을 물어보면 신선한 제철 재료를 가장 우선시합니다. 더 값집니다! 11월의 딸기는 5월의 딸기보다 3배 더 비싸고 비타민은 3분의 1로 줄어듭니다. 제철 식품은 더 친환경적입니다! 인공 첨가물이 필요없습니다. 유기농 마크

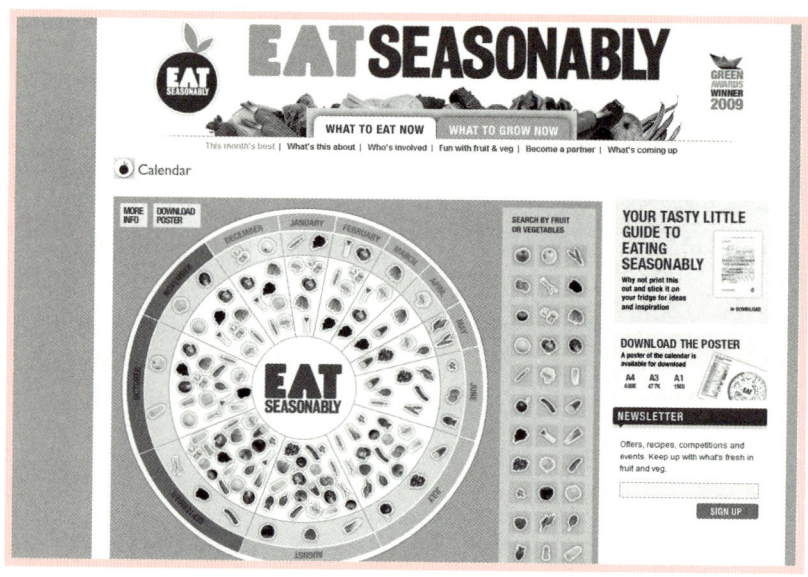

영국의 '제철 음식을 먹자' 사이트 www.eatseasonably.co.uk

가 찍힌 포장지에 싸여 비행기를 타고 날아온 비싼 수입 과일들. 그것들을 운반하기 위해 비행기는 얼마나 많은 탄소를 배출했을까요? 수백만 킬로미터를 여행해서 우리 앞에 온 과일과 채소들에는 긴 여행 시간 동안 지치지 말라고 화학품이 아낌없이 뿌려집니다. 벌레도 앉지 않을 정도로요. 이에 비하면 제철 생산물은 가격도 저렴할뿐더러 거창한 포장도 필요 없습니다. 한마디로 '생얼' 미인들입니다.

지금 세계적으로 미식가들이 몰리는 핫 스폿hot spot은 제철 식품 식당입니다. 그 지역의 식재료를 최대한 이용한 메뉴로 고객들의 미각을 유혹하고 있습니다. 세계의 전통 있는 식당들은 오래전부터 해오던 방식이었으나, 최근 생겨나는 유명하고 트렌디한 식당들도 그 정신을 모두 이어가고 있답니다.

심지어 식당 자체에 텃밭이 있는 곳도 늘고 있습니다. 쉐 파니즈Chez-Panisse는 앨리스 워터스Alice Waters가 1970년대부터 운영하고 있는 전설적인 제철 음식 레스토랑입니다. 그녀는 '먹을 수 있는 학교 텃밭'이라는 프로젝트를 미국 샌프란시스코의 마틴 루터 주니어 중학교부터 시작하여 그 세를 늘리고 있습니다. 백악관에서도 그녀의 입김은 뜨겁습니다. 클린턴과 부시 대통령 재임 당시의 주방장들은 그녀의 관리 아래 가꾸어진 텃밭에 채소와 과일들을 키워 재료들을 충당했고, 미셸 오바마 영부인도 직접 텃밭에서 일을 한답니다.

CNN과 그녀의 인터뷰 중 한 토막을 들어볼까요? "저는 요리사에게 무엇을 요리하라고 이야기한 적이 없어요. 그들이 알아서 할 뿐이죠. 다만 우리 식당의 요리에는 특정한 규칙이 있습니다. 신선한 제철 재료를 재래 직거래 시장에서 구입하는 것이죠. 또 될 수 있는 한 직원들에게 생활의 질을 높여주려 노력합니다. 지금 일하는 것을 가장 바람직하게 여기게 되면 주방에서 일하는 사람이건 홀에서 일하는 사람이건 그들이 알아서 아름답게 꾸며주기 때문입니다. 쉐 파니즈의 요리사들은 일주일에 사흘 일하고 다섯 번의 주급을 받습니다. 요리 감성을 늘릴 수 있는 시간을 주는 거죠." 로컬 푸드를 생산하는 것, 제철 음식을 먹는 것, 농약 없이 재배하는 것, 통조림을 만들지 않는 것을 비전으로 삼는 그녀의 생각을 바탕으로 한 이 인터뷰는 그녀를 고스란히 보여줍니다. 그녀에게 음식은 단지 먹는 것만이 아닙니다. 식사 체험의 철학이고, 세계에 나눔을 전파할 수 있는 통로입니다.

텃밭을 가꿔 바로 먹는 레스토랑은 캐나다에도 있습니다. 토론토에 있는 레스토랑 조지George는 '로컬, 내추럴, 지속 가능한 음식'이라는 표어를 내걸었습니다. 종업원들은 정원사이기도 하고요. 제철 음식 요리라는 것은 일 년에 적어도 3번의 메뉴를 바꾼다는 것입니다. 뉴욕의 ABC 키친 역시 로카보어를 테마로 해 지속 가능한 음식을 서브합니다.

앨리스 워터스의 텃밭 레스토랑처럼, 우리나라에도 파릇하고 생생한 채소를 내놓는 음식점들이 많이 있습니다. 분당 율동공원에서 광주로 넘어가는 태재고개 부근의 새나리 고개에는 직접 가꾼 텃밭에서 수확한 농작물 혹은 이웃이 키운 신선한 농작물을 식재료로 쓰는 맛집들이 옹기종기 모여 있습니다. 때마다 다른 8~10가지 나물이 입맛을 자극하는 새나리 보릿골(031-718-8289)의 보리밥 정식, 고추장 돼지불고기와 다양한 반찬이 곁들여 나오는 냐이샷 산내음(031-718-3767)의 대나무통 쌈밥 정식,

직접 재배한 20여 종의 채소가 아낌없이 들어가는 구미호(031-718-7915) 의 샤브샤브 등이 대표적이지요. 원당 종마공원 근처의 서삼릉 보리밥 (031-353-5694), 의정부의 천년장어(031-841-0459), 의왕시의 오클렛(031-461-8700), 경기도 광주의 강마을다람쥐(031-762-5574), 영천의 신월한우촌(054-338-4422) 등도 텃밭 채소로 만든 유기농 메뉴로 유명한 음식점들입니다.

 에코칙 팁 지속 가능한 삶을 위한 설탕과 소금 고르기

설탕과 소금만큼 자주 쓰는 식재료는 없을 것입니다. 그러니 고르는 방법도 더욱 깐깐해야겠죠?

설탕

처음 사탕수수에서 추출했을 때에는 자연 성분이지만, 가공하면서 화학 성분이 들어갑니다. 이는 충치 · 고혈당 · 저혈당 · 심장병 · 우울증 · 고혈압 · 암 등을 유발할 수 있고, 내분비샘에 교란 작용을 일으키기도 합니다. 또 유기농이 아닌 대량생산된 설탕은 환경을 황폐화시킵니다. 지속 가능하고 섹시한 나 자신과 환경을 위해 천연당을 사용하는 건 어떨까요?

• 스테비아stevia: 같은 이름의 식물에서 추출한 천연 감미료입니다. 스테비아는 파라과이, 아르헨티나, 브라질 등에서 자라는 국화과의 풀로서 현재 우리나라에서도 유기농법에 이용되고 있습니다. 설탕보다 200배 당도가 높지만 칼로리는 90배가 낮습니다.

- 유기농 꿀: 유기농 꿀은 유기농 매장에서 구입 가능합니다. 토종 조청, 엿기름, 매실청, 유자청도 색다른 맛과 향을 지니면서도 당도가 낮아 요리 재료로 훌륭합니다. 하지만 화학 성분을 다량 함유한 가짜 꿀을 토종 꿀로 제작 판매하는 경우도 있으므로 조심하세요.
- 아가베 시럽: 멕시코의 선인장에서 추출한 유기농 시럽입니다. 혈당 상승지수GI가 3분의 1가량 낮으며 〈오프라 윈프리 쇼〉에서 메멧 오즈 박사가 소개한 후 선풍적인 인기를 끌고 있습니다. 특히 아기 이유식을 만들 때 좋습니다.

소금

미국에 처음 갔을 때 식당에 테이블마다 소금과 후추가 놓여 있는 것을 보고 놀랐던 기억이 납니다. 얼마 전에도 프랑스인과 같이 저녁을 먹는데, 빵을 테이블에 놓인 소금과 올리브 오일, 발사믹 식초에 찍어 먹더군요. 외국인들의 소금 섭취량은 한국인들이 상상하는 것보다 훨씬 높습니다. 하지만 우리나라의 간장과 소금은 모두 염화나트륨 함량만 높은 화학성분입니다. 그 독소 때문에 비만·뇌졸중·심장병·피부 질환이 생기게 되고요. 우리나라 음식은 특히 소금이 많이 들어가기 때문에 조심해야 합니다. 정제 소금 대신 천일염으로 바꾸면 우리 몸에 부족한 미네랄까지 섭취할 수 있답니다.

- 천일염: 천일염은 우리나라의 것이 좋습니다. 미네랄 함량이 월등히 높기 때문이죠. 영광의 대신염전에서 생산되는 천일염 로www.haeyeareum.

com는 프랑스에 수출할 정도로 품질이 우수합니다. 31년간 천일염 생산을 고집한 신안 천일염www.62moa.com도 우리나라에만 있는 귀한 소금이고요. 2009년 광물에서 식품으로 인정된 이후 천일염 제품이 많이 생산되고 있지만, 구입할 때에는 간수를 제대로 제거했는지 꼭 확인하세요.

천일염과 정제염의 성분 구성비(단위_%)

	나트륨	마그네슘	칼슘	칼륨	황산
천일염	80~85	0.5~1.0	0.2	0.1~0.17	1.0~1.5
정제염	98~99	0.2	0.1	0.1	0.4

각국 천일염의 미네랄 함량 비교(단위_ mg/kg)

	한국(신안)	프랑스	중국	베트남·일본
칼슘	1429	1493	920	761
칼륨	3067	1073	1042	837
마그네슘	9797	3975	4490	3106

• 죽염: 대나무에 소금을 채워 굽기를 반복한 소금으로, 낮은 온도에서 제조하면 인체에 유해한 다이옥신이 생성될 수 있기 때문에 기준을 준수한 죽염을 확인해야 합니다. 포장지에 '식품의약품안전청에서 정한 안전 수준 제품' 또는 '식품의약품안전청에서 정한 수준에 적합한 제품'이라는 문구 표시가 있는지 꼭 체크하세요.

아시나요? 제철 음식 바로 알기

영국의 '제철 음식을 먹자' 캠페인에서 제안하는 제철 음식 캘린더입니다. 생활계획표처럼 원 안에 월별로 차곡차곡 들어찬 제철음식들을 채워 넣어 그달에 먹으면 좋을 채소를 한눈에 알아볼 수 있지요. 1월에는 당근, 6월에는 딸기, 9월에는 호박 등 메인 채소를 꼽아둔 것도 재미있고요. 그럼, 우리나라의 제철 음식에는 무엇이 있을까요?

지속 가능한 식탁을 위한 제철 음식 재료

- 1월

채소	우엉, 연근, 당근
해산물	굴, 패주, 문어, 해삼, 대구, 명태, 옥돔, 아귀, 개조개, 가자미, 청어
과일	귤, 레몬

- 2월

채소	쑥갓, 시금치, 고비, 봄동, 순무, 양파, 달래
해산물	청각, 다시마, 파래, 전복, 굴, 꼬막, 홍어, 홍합
과일	사과, 귤, 레몬

- 3월

채소	봄동, 돌미나리, 달래, 냉이, 씀바귀, 쑥, 땅두릅, 원추리, 고사리, 참취
해산물	물미역, 톳, 굴, 바지락, 대합, 모시조개, 피조개, 도미, 꼬막,

	임연수어, 주꾸미, 꼬막
과일	딸기, 금귤

• 4월

채소	양상추, 껍질콩, 머위, 죽순, 취, 쑥, 상추, 봄동, 두릅, 아스파라거스, 참취
해산물	도미, 조기, 뱅어포, 병어, 키조개, 김, 갈치, 고등어, 꽃게, 주꾸미
과일	딸기

• 5월

채소	양배추, 완두, 미나리, 참취, 도라지, 파, 상추, 양파, 마늘, 더덕, 마늘종
해산물	멍게, 참치, 고등어, 홍어, 넙치, 오징어, 잔새우, 멸치, 준치, 주꾸미
과일	딸기, 앵두

• 6월

채소	샐러리, 껍질콩, 오이, 청둥호박, 양파, 근대, 부추, 감자
해산물	흑돔, 전복, 민어, 병어, 준치, 참치, 전갱이, 오징어, 바닷가재
과일	토마토, 참외, 매실

• 7월

채소	부추, 양상추, 가지, 피망, 애호박, 노각, 열무, 오이

| 해산물 | 장어, 홍어, 농어, 갑오징어, 병어 |
| 과일 | 수박, 딸기, 참외, 산딸기, 자두, 아보카도 |

- 8월

채소	오이, 풋고추, 열무, 양배추, 깻잎, 감자, 고구마순, 옥수수
해산물	전복, 성게, 잉어, 장어, 전갱이
과일	멜론, 복숭아, 포도, 수박

- 9월

채소	고구마, 풋콩, 토란, 느타리버섯, 당근, 붉은고추, 감자, 표고버섯
해산물	해파리
과일	배, 사과, 포도, 석류, 무화과

- 10월

채소	송이버섯, 고추, 팥, 무, 느타리버섯, 양송이버섯, 고들빼기
해산물	꽁치, 고등어, 청어, 갈치, 연어, 대하, 홍합
과일	사과, 감, 밤, 대추

- 11월

채소	브로콜리, 배추, 무, 연근, 당근, 우엉, 파, 늙은호박
해산물	옥돔, 방어, 연어, 참치, 참돔, 대구, 성게, 오징어
과일	배, 사과, 귤, 키위

• 12월

채소	콜리플라워, 산마
해산물	굴, 홍게, 영덕게, 꽃게, 방어, 넙치, 복어, 문어, 맛살조개, 가자미, 낙지, 미역, 가오리, 꼬막, 김
과일	귤, 바나나

*유기농? 무농약? 환경친화?

마트에 가서 식품을 고를 때면 당황하기 마련입니다. 유기농이 대세라는데 도대체 유기농이 무엇인지 기준마저 알쏭달쏭한데다 모호한 의문들이 꼬리를 물고 이어지기 때문이죠. 유기농이 더 맛있을까요? 친환경적일까요? '내추럴'이라는 태그가 붙은 제품은 몸에 무조건 좋은 건가요? 비싼 가격에도 불구하고 꼭 유기농을 고집해야 하나요?

스스로 찾아서 배우고 정리하기 전에는 알쏭달쏭할 수밖에 없는 질문들. 어디서도 가르쳐주지 않습니다. 그렇다면 첫 번째 질문부터 시작해보죠. 과연 유기농은 무엇일까요?

위키피디아 사전에 의하면, '생물의, 생물과 관계된'이란 뜻을 가지고 있는 유기농. 우리 생활에 적용하자면 특정 기준에 따라 인공 화합물이 아닌 천연적으로 만든 비료와 제초제만으로 탄생된 생산물이라 할 수 있습니다. 그렇다면 유기농 제품을 골라야 하는 이유는 어디에 있을까요? 그것은 바로 자각하는 소비를 실천하는 가장 적극적인 행동이기 때문입니다. 라벨을 뒤덮은 깨알 같은 전문용어에 머리가 어지러워 꼼꼼히 읽기보다 적당한 가격 선의 것을 고르고 있다면 지금 당장 STOP! 다음의 '자각하는 소비를 위한 유기농 Q&A'로 상식 지수를 높여보세요. 분명히 자각하는 소비에도 도움이 될 것입니다.

자각하는 소비를 위한 Q&A

유기농이 건강에 더 좋을까요?

Yes or No입니다. 유기농으로 재배한 자연식품을 먹는 사람들이 기존 방식으로 키운 식품을 먹는 사람보다 세균에 노출될 위험이 8배나 높다는 연구 결과도 있고, 제임스 콜만의 《내추럴리 데인저러스》라는 책에도 더 유해하다는 연구가 나와 있습니다. 미국 농무부가 유기농이 아닌 성분을 함유한 상품을 유기농으로 인정해준 적도 있어서 유기농 인증을 재정 낭비라고 하기도 합니다. 하지만 이런 위험에도 불구하고 분명한 것은, 유기농 식품에 더 풍부한 영양분이 함유되어 있다는 사실입니다. 가둬 기른 소에서 나온 치즈보다 야크(티벳 들소)의 치즈에 불포화지방산이 4배나 더 많다고 하니까요.

영국 토양협회의 연구 결과에서도 유기농 우유가 일반 우유보다 75퍼센트의 베타카로틴, 50퍼센트의 비타민 E, 그리고 항산화제인 루테인lutein과 제아잔틴zeaxanthin이 2~3배 더 많다고 합니다. 오가닉 센터의 찰

스 벤브룩Charles Benbrook 박사의 연구에서는 15건 중 13건의 유기농 과일과 야채에서 일반보다 33퍼센트의 항산화제가 더 포함되었다고 합니다.

가공된 유기농 식품은 일반 식품에서 다량 검출되는 해로운 인공 성분들을 엄격히 금지해 안전도를 높입니다. 심장병·암·당뇨를 유발할 수 있는 경화지방이나 뇌신경에 치명적인 아스파탐, 골다공증을 유발하는 탄산음료의 인산, 면역 결핍과 비만·암을 유발하고 호르몬계에 이상을 끼치는 항생제, 발암 물질을 다량 포함한 살충제, 내장 장애를 유발하는 유전자 변형 농산물, 그리고 7,000여 개의 인공색소, 조미료, 보존제, 간 이상과 내장 장애·암 등을 유발하는 보조제의 허용을 금합니다.

무엇보다 중요한 포인트! 유기농 식품은 살충제에 덜 노출됩니다. 과일과 야채에 남아 있는 살충제를 완전히 씻어내기란 불가능합니다. 극소량의 살충제라도 인간에게 노출되면 호르몬과 뇌신경에 영향을 미칠 수 있고요. 특히 어린이는 몸무게에 비해 성인보다 많은 음식을 섭취하므로 살충제의 영향이 더 치명적일 수 있습니다. 유기농 식품은 자랄 때부터 살충 성분을 덜 혹은 아예 맞지 않고 자란 식품을 원료로 하기 때문에 무엇보다 안전합니다.

유기농이 더 친환경적일까요?

네, 맞습니다. 유기농 경작은 토지와 물을 보존하고, 재생 원료를 사용합니다. 서로 다른 식물을 돌려 심어 땅의 기운을 보호하는 윤작, 오리나 우렁이 등 천적을 이용한 해충 제거, 인공 비료법 등이 대표적인 예이지요. 이런 유기농 경작법은 물의 오염을 막고, 토지를 윤택하게 합니다. 게다가 살충제로 인해 식수가 더럽혀질 위험을 없애줍니다.

또 유기 농사는 일반 농사보다 화석연료를 덜 필요로 합니다. 미국 로달 연구소에서 프로젝트 '농업 시스템 실험'을 15년간 실행해본 결과에 따르면, 일반 농사는 대기 중에 탄소를 방출하는 반면 유기 농사는 토양에 가둬놓기 때문에 온실가스 배출을 줄일 수 있다고 합니다. 〈워낭 소리〉처럼 소와 사람이 함께 일구는 유기 농사는 화석연료로 움직이는 기계와 화학비료, 살충제로 경작하는 일반 농사보다 50퍼센트나 에너지를 덜 사용합니다.

내추럴과 오가닉은 같은 뜻일까요?

천연, 자연과 유기농으로 직역할 수 있는 두 단어는, 엄밀히 말해 같은 뜻이 아닙니다. '유기농'은 정부나 민간 인증기관에서 검사에 합격해야 합니다. 친환경적으로 쓰인 다른 단어들은 비슷하게 보이지만 사실은 사탕발림일 수 있습니다.

'내추럴'은 마케팅에 흔히 쓰이는 그럴싸한 단어입니다. 특히 가공식품일수록 내추럴, 프레시라는 태그를 달고 있지요. 하지만 사과나 딸기에다 내추럴이라고 이름 붙일까요? 뭔가 내추럴이 아니니까 내추럴스럽게 쓴 것일 겁니다. 포장지 뒷면의 성분표를 읽어본다면 더욱 명확해집니다. 아는 성분만 있다면 꽤 내추럴한 제품이겠지만, 검색 버튼을 눌러야 한다면 곤란하겠지요. 포장에 쓰여 있는 '진짜 과일로 만든', '통곡물로 만든' 등의 문구에 혹하지 마세요. 새우깡 한 봉지에 새우가 몇 마리나 들어 있을까요?

'강화', '첨가'란 단어도 조심하세요. 굉장히 인공적인 냄새를 풍기는 것만큼 의혹 짙은 단어입니다. 혹시 흑미로 밥 지어 보셨어요? 몇 톨만

넣어도 거뭇거뭇 건강해 보인답니다.

유기농인지를 어떻게 분별하나요?

친환경 농산물은 농약 등 인체에 유해한 성분을 사용하지 않고 생산된 것을 말합니다. 유기 · 전환기 유기 · 무농약 · 저농약의 네 단계로 구분되지요. 한국은 정부가 지정한 민간 인증기관인 국립농산물 품질관리원www.enviagro.go.kr이 농산물(유기농산물, 무농약농산물, 저농약농산물)과 축산물(유기축산물, 무항생제축산물)에 대해 인증 마크를 주고 있지요. 다음에 나오는 인증 마크를 참조한다면 훨씬 이해가 쉬울 것입니다. 그렇다고 마크만 보고 무조건 믿는 것은 금물. 미국 대형 마트에서 나온 유기농 샐러드에서도 불순물이 발견되었듯이 이러한 마크가 절대적인 기준이 될 수는 없답니다. 더구나 우리나라처럼 민간 인증기관에서 받은 마크에 무한한 신뢰를 보낼 수는 없겠지요. 장을 볼 때마다 조화와 자각을 염두에 두세요. 조금 더 알기 쉽게 설명해 볼까요.

- 유기농
  화학비료, 유기합성농약(농약 · 생장조절제 · 제초제), 가축사료첨가제 등 일체의 합성화학물질을 사용치 않고 유기물, 자연광석, 미생물 등 자연적인 자재만을 사용하여 생산하는 농법과 농산물을 말합니다. 단, 아직은 우리나라의 유기농 인증 기준은 국제 규격을 만족시키기에는 미흡하다는 것을 기억하세요. 채소가 국제적으로 유기농 인증을 받으려면 3년 이상 비료와 농약을 쓰지 말아야 하며, 우유는 송아지 때부터 유기농법으로 키워져야 하는 등 잣대가 더 엄격하기 때문입니다.

- 전환기 유기농

  비료나 농약을 쓰지 않고 1년 이상 재배할 경우 한시적으로 '전환기 유기 재배'라고 합니다.

- 무농약

  농약을 사용하지 않고 재배한 농산물을 말합니다.

- 저농약

  농약을 절반 이하로 사용한 농산물입니다.

유기가공식품도 있나요?

네. 가공식품이라도 포장에 유기농 마크가 있다면 제품에 사용된 재료가 화학비료, 살충제 없이 경작한 농산물이고, 화학 보존제 없이 가공한 것을 인증한 것입니다. 유기가공식품에 대한 인증제도나 표준화된 제도가 미약했던 우리나라도 국제적 기준에 맞춰 개편을 준비 중이라고 하니 지켜봐야겠어요.

라벨은 어떻게 구분하나요?

라벨은 국립농산물 품질관리원에서 인증하는 마크입니다. 하지만 모양은 같으면서 색깔만 조금씩 달라서 깐깐하게 따져보지 않으면 오히려 속기 쉽지요. 또 나라별 유기농 정보도 확인해두세요.

우리나라의 친환경 마크

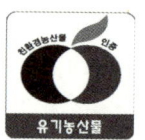   

국가별·지역별 친환경 마크

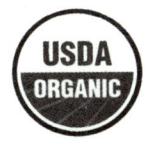
미국_ NOP(USDA)

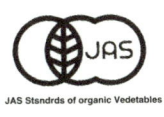
일본_ JAS

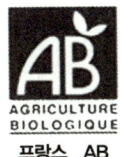
프랑스_ AB

유기농 식품을 쇼핑하는 현명한 방법들

쇼핑도 지식 검색처럼

인터넷 신문을 보다가 궁금한 것이 있으면 당장 검색창을 띄우는 것처럼, 식품을 쇼핑할 때에도 검색 찬스가 필요해요. 백화점, 식품점, 마트, 슈퍼마켓, 재래시장 등을 두루 둘러보고 비교하세요. 어떤 날은 백화점에 더 저렴한 유기농산물이 있답니다. 쿠폰과 마일리지도 잘 활용하면 좋겠죠?

좋은 PB상품 건지기

대형 마트나 백화점 등 대형 소매상이 독자적으로 개발한 PB상품 Private Brand Goods도 꽤 좋습니다. 현명한 소비자들 덕분에 큰 매장에서도 유기농을 슬로건으로 내건 PB상품이 있을 정도니까요. 최근 몇몇 PB상품이 문제라는 뉴스도 있었지만, 그럼에도 좋은 PB상품은 분명 있답니다. 편견 없이 알뜰한 쇼핑을 즐겨보세요.

제철 식품이 최고

저 먼 곳에서부터 산 넘고 물 건너 바다 건너서 온 유기농 과일보다 제철 식품을 선택하세요. 오랜 시간을 견디게 하는 보존제도 문제이지

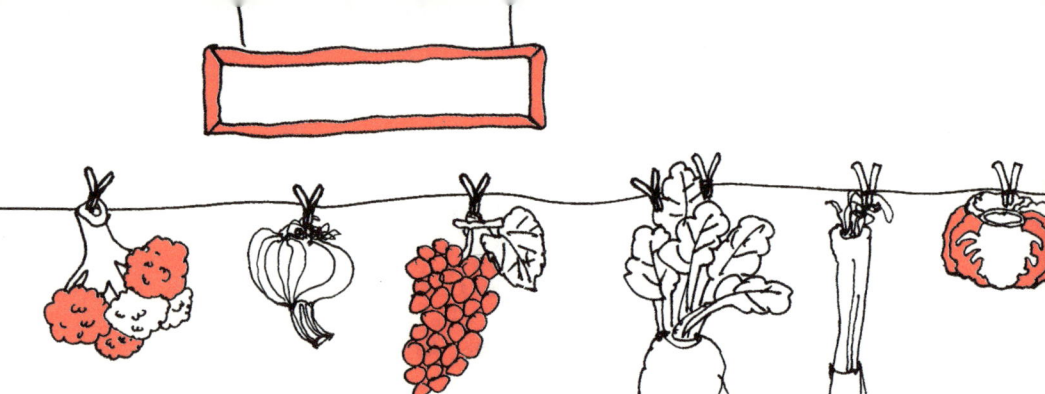

만, 지구에 탄소 발자국을 마구 남기는 건 좀 섹시하지 않은 일이니까요.

유기농은 안 비싸

유기농을 먹자면 그만큼 비용을 더 쓰지 않냐고요? 무심코 하는 생활습관을 체크해보세요. 일회용 생수를 마시나요? 야식으로 피자나 프라이드 치킨은요? 이런 습관부터 하나씩 없애면 돈이 남겠지요.

직접 기르는 즐거움

베란다 화분에 허브를 키워보세요. 화분, 흙, 씨앗, 물과 생물을 사랑하는 약간의 마음만 있으면 준비 끝!

참고로 유태인의 식습관을 알아볼까요. 코셔Kosher는 성경에 근거한 유태인의 식습관으로, 유럽에서는 유기농보다 더 안전하게 여깁니다. 유목민인 유태인을 고대의 불안전하고 비위생적인 환경에서 보호해주었기 때문이죠. 동물의 피를 통해 각종 유해균과 바이러스가 전염되는 것 등을 미연에 방지해주어 건강의식이 높은 사람들 사이에서는 코셔 식품은 원료가 엄격하여 안전하고 고품질이라는 인식이 퍼져 있답니다. 미국

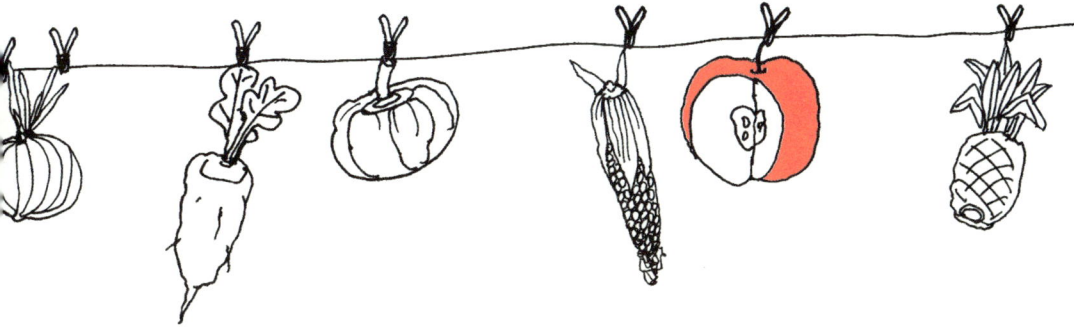

민텔 사에 의하면, 코셔 식품을 구입하는 미국인의 55퍼센트가 이렇게 생각한다고 하네요. 하지만, 우선 채소와 과일은 모두 코셔이나 육류는 분류가 까다롭습니다. 게다가 코셔 육류라 할지라도 피를 모두 제거해서 먹어야 합니다. 다음 책인 '유목민 다이어트Nomad Diet'에서 자세히 다룰 예정입니다.

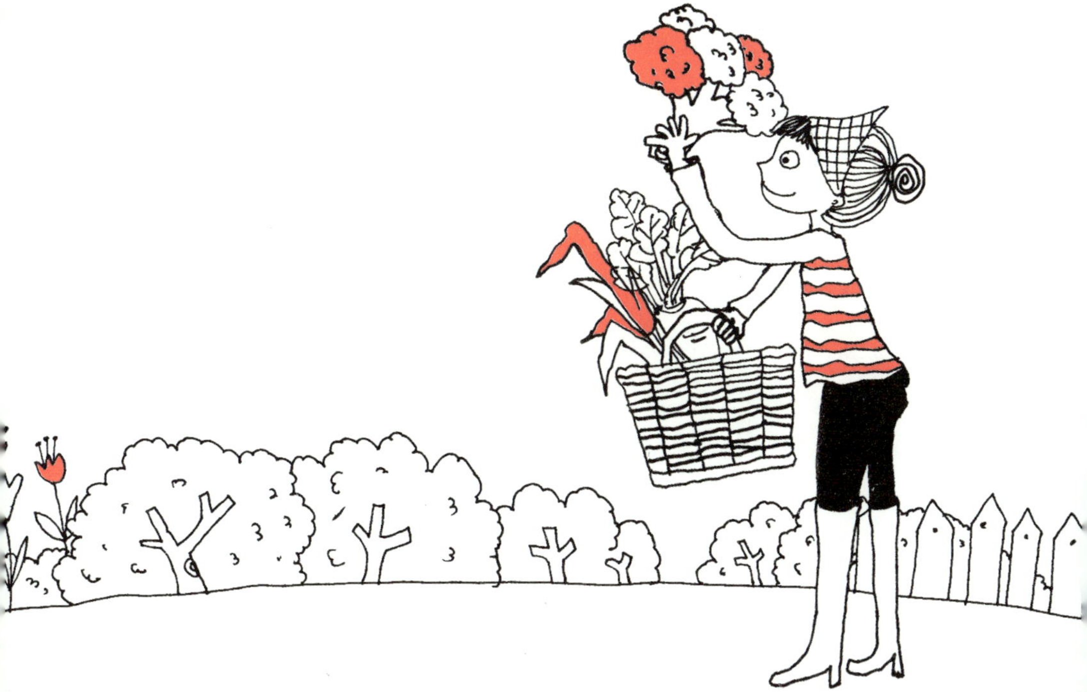

에코칙 팁 80/20법칙을 따르라!

현대는 결정의 시대입니다. 어느 것 하나 모자라지 않은 것이 없는 시대. 그 속에서 우리는 스스로의 건강을 위해 먹을거리도 타협하고 선택하고 결정해야 합니다. 몸에 좋은 음식, 친환경적인 것, 비싼 브런치, 단 음식들의 유혹…… 무엇이 옳고 무엇이 나쁜지 명확하지만, 옳은 것만 지키고 살기에는 유혹은 너무 강렬하고 몸과 마음은 나약하지요.

이럴 때 경제원칙 중 하나인 80/20법칙을 먹을거리에 적용해보세요. 80퍼센트의 음식은 로컬 푸드, 유기농 식품인가를 꼼꼼히 따져 친환경적으로 먹고, 나머지 20퍼센트 정도는 나를 위한 특별 대우로 남겨둡니다. 건강하고 친환경적인 음식을 80퍼센트 먹고, 다소 몸에 좋지 않더라도 20퍼센트는 그저 본능에 충실하게 먹는다면 음식 소비 점수의 총점은 나쁘지 않을 겁니다. 갑자기 술을 마시고 싶을 때라든가 피곤해서 디저트만 생각날 때를 위해 20퍼센트를 남겨두세요. 이렇게 여유를 가지고 접근하는 것이 지속 가능하고 섹시한 라이프스타일이랍니다.

아시나요? 꼭 유기농이어야 하는 vs
유기농이 아니어도 안전한 채소와 과일 TOP 12

매년 가정에서 세척한 과일이나 채소에 남은 잔류 농약의 양을 집계하는 미국 내 환경운동단체인 EWG The Environmental Working Group 에 따르면, 이 리스트를 따라 조심스럽게 섭취할 때 거의 4분의 1 정도 농약 섭취를 줄일 수 있다고 합니다. 하지만 꼭 리스트를 외울 필요는 없습니다. 유기농을 먹어야 하는 채소나 과일에 비해 유기농이 아니어도 괜찮은 순위는 껍질이 두껍거나 겹겹으로 싸여 있는 것들이 대부분이니까 구별하기에 어렵지 않지요. 원산지를 정직하게 표시한 가게에서 산다면 더할 나위 없이 안전하겠죠? 좀 더 자세히 알고 싶다면 우수농산물 관리제도Good Agricultural Practices를 이용하세요. 농산물의 생산에서부터 수확 후 포장 단계까지 토양·수질 등의 농업 환경 및 농산물에 잔류한 농약·중금속 또는 유해 생물 등 위해 요소를 관리하고 그 사항을 소비자가 알 수 있게 그린밥상www.greenbobsang.co.kr에 명시해 두었으니까요.

꼭 유기농이어야 하는 우선순위들

사과, 자두, 당근, 고추, 감자, 샐러리, 상추, 딸기, 천도복숭아, 시금치, 오이, 파프리카

유기농이 아니어도 괜찮은 순위들

옥수수, 바나나, 멜론, 키위, 레몬, 고구마, 귤, 브로콜리, 수박, 양배추, 양파, 가지

*쓰레기 줄이기

싸고 안전하게 물 마시기

거리에는 일회용 생수병을 들고 다니는 사람들로 넘쳐납니다. 손에 착 들어가는 일회용 생수병은 편리하고, 보기에 좋고, 더 건강해질 것 같습니다. 거기에 비싼 라벨이라도 붙어 있으면 시크해 보이기까지 합니다. 하지만 일회용 생수병이 과연 지속 가능하고 섹시할까요?

먼저, 수돗물보다 생수가 깨끗하고 건강하다는 생각부터 없애야 합니다. 오히려 그 반대라는 연구 결과도 많으니까요. 게다가 해마다 150만 배럴이라는 천문학적인 양의 원유가 생수병 생산에 쓰입니다. 그뿐인가요? 빈 병의 90퍼센트는 재활용되지 않고 그대로 땅속으로 묻힙니다.

고급 슈퍼마켓이나 백화점 식품 매장의 워터 카페에는 온갖 종류의 생수가 당당하게 진열되어 있습니다. 물론 수입품인 경우가 대부분이죠. 그런데 막상 그 물을 마시던 외국에서는 특수한 물들이 환경을 오염시킨다는 이유로 천대를 받고 있습니다.

스타급 셰프들은 필터링한 수돗물만 제공합니다. 뉴욕의 스타 쉐프 마리오 바탈리Mario Batali와 그의 파트너 조 바스티아니치Joseph Bastianich는 그들의 식당에서 생수 판매를 금지했습니다. 또한 미국에서는 시청에 생수 공급을 중단하기로 결정했습니다. 각종 매체에서 1990년대의 트렌디한 행동으로 평가했던 생수 마시기는 이제 한물간 유행이 되었습니다.

이제 에코칙들은 일회용 생수 대신 수돗물을 마셔야겠죠? 우리는 앞서가니까요. 하지만, 그래도 수돗물이 영 미덥지 않은 사람들이 많을 것입니다. 이렇게 해보면 어떨까요?

- 정수기는 여러 제품 중 꼼꼼히 따져보고 구매, 렌탈 중 선택할 수 있습니다.
- 설치 정수기 외에도 브리타, 켄우드 등의 주전자식 필터 정수기로 간단하게 수돗물을 걸러 마시는 것도 좋습니다.

별도의 전원이나 필터 교체 없이 인간이 1년간 생명을 유지할 수 있는 양인 약 700리터의 물을 정수할 수 있는 휴대용 정수기 라이프 스트로 Life Straw. 식수난으로 곤란을 겪는 아프리카와 중국의 난민들을 위해 개발되었으며, 제3세계를 다룬 다큐멘터리에서 어린이들이 오염된 물을 마실 때 사용하여 '생명의 빨대'라고 불리던 바로 그 제품입니다.

야외 활동이 잦은 이라면 외딴곳에서 식수난에 봉착했을 때 매우 유용합니다. 99.999퍼센트의 박테리아와 98.5퍼센트의 바이러스를 걸러내기 때문이죠. 등산하다 길을 잃었는데 계곡은 보이지 않고 바위틈에 빗물만 고여 있다든지, 팔뚝만 한 월척을 낚겠다며 저수지에서 밤을 새우는 와중에 타는 목마름을 견디기 힘들 때도 이 기적의 빨대만 있으면 식중독, 이질, 장티푸스, 살모넬라 등에 대한 걱정 없이 빗물과 저수지 물로 갈증을 해소할 수 있습니다. 글로벌패스웨이앤드소싱 www.lifestrawkorea.co.kr에서 독점 공급하며, 값은 4만 9,500원입니다.

사실 우리나라의 수돗물인 아리수도 괜찮은 식수입니다. 서울시 상수도사업본부에서는 수돗물에 관한 155개 항목 수질검사를 하는 등 철저한. 수질 관리를 하고 있습니다. 특히 지난 6월에 UN으로부터 공공서비스 부문에서 대상을 수상한 바가 있고, 미국국립과학재단National Science Foundation, NSF이나 미국보험협회 안전시험소Underwriters Laboratories, UL같이 신뢰도 높은 외국 검사기관에서도 우수한 물로 인정받았습니다. 우리 곁에는 가장 저렴하게 안심하고 마실 수 있는 음용수가 이미 존재하고 있습니다.

음식물 쓰레기 줄이기

많은 사람들은 음식물 쓰레기가 쓰레기 매립지에서 자연히 썩어 없어질 것이라고 기대합니다. 그러나 불행하게도 현실은 그렇지 못합니다. 음식이 퇴비가 되려면 적당한 빛과 공기가 필요한데 매립지엔 적당한 빛도 적당한 공기도 없습니다. 빛과 공기가 없는 음식물 쓰레기는 온난화의 주범인 메탄가스를 발생시킵니다.

환경부의 자료에 따르면 음식물 쓰레기의 80퍼센트 이상이 수분을 함유하고 있어 음식물 쓰레기 발생 및 수집·운반·처리 과정에서의 악취, 침출수로 인한 토양·지하수 오염 등의 환경문제를 유발하고, 연간 승용차 62만 대에 해당하는 178만 톤의 온실가스를 배출합니다. 더욱이 식량의 70퍼센트를 수입하는 우리나라에서 음식을 남기는 것은 곧 식량자원을 버리는 일이죠. 음식물 낭비로 발생하는 쓰레기의 양이 2007년 한 해 동안만 527만 톤, 하루 발생량은 1만 1,397톤 가량으로 8톤 트럭 1,400여 대에 달합니다. 한 사람이 매일 270그램의 쓰레기를 버리는 셈입니다. 이로 인한 경제적 손실이 15조 원을 넘고 이를 처리하는 비용만도 약 6,000억 원에 이른다고 합니다. 한 사람이 1년에 약 30만 원어치의 음식물 쓰레기를 버리고 있습니다. 4인 가족을 기준으로 하면 약 113만 원으로, 음식물 쓰레기만 줄여도 한 달 생활비를 절감할 수 있는 셈이죠. 특히, 생활 폐기물 중 음식물 쓰레기가 차지하는 비중은 23퍼센트를 넘어섰고 음식물 쓰레기 발생 비율의 약 70퍼센트가 일반 가정에서 배출되고 있습니다. 음식물 쓰레기 줄이기, 이제 선택이 아닌 필수겠죠?

 에코칙 팁 음식물 쓰레기를 줄이는 10가지 방법

1. 음식 구입 전에 쇼핑 리스트를 작성하세요!

일주일 메뉴를 생각해 두세요. 우리 주변에 넘쳐나는 맛있고 싱싱한 재료들을 생각하며 즐겁게 계획합니다. 냉장고와 부식 창고에 있는 것을 체크하고 구입할 목록을 적어보세요.

2. 리스트에 충성! 더 이상 구입하지 마세요

마트에 들어서면 이곳저곳에서 할인 행사도 많고 먹음직스러워 보이는 음식도 많습니다. 손에 꼭 쥔 쇼핑 리스트가 무색해지지 않게 현혹되지 마세요. 식사와 디저트, 차까지 다 끝낸 후 쇼핑을 시작하면 쉽게 유혹에 넘어가지 않을 것입니다.

3. 적절한 온도를 유지하세요

냉장고와 냉동고 온도를 지켜주세요. 최고의 신선도와 보관도를 높이려면 냉장고는 섭씨 1~5도가, 냉동고는 영하 18도 정도가 적당합니다.

4. 절대 그냥 버리지 마세요!

처음처럼 싱싱하지 않거나 약간 상했다고 해서 과일이나 채소를 그냥 버리나요? 과일 잼, 파이, 주스, 국, 찌개의 재료나 맛국물 등 활용할 방법은 무궁무진하답니다.

5. 남은 음식으로 요리를 만드세요

명절, 손님상, 파티 때 생기는 남은 음식을 활용하는 기발한 노하우는 각종 블로그에 많이 있답니다. 그들의 지혜를 배워보세요!

6. 자리 이동의 법칙을 지키세요

새 음식을 구입해 오면 오래된 음식을 앞쪽에 배치해 둡니다. 상점의 물건 배치 팁을 따라 해보는 거죠.

7. 먹을 만큼만 조금씩 덜어주세요

식탁에 음식을 조금씩만 놓고 덜어 먹는 습관을 가지세요. 덜어 먹기 귀찮아 식사량이 줄었다면 체중까지 줄 것이고, 음식도 절약할 수 있습니다. 아이들은 항상 음식을 남기기 마련이죠? 나중을 위해 시원한 곳에 보관해 두세요. 요긴하게 쓰인답니다.

8. 먹을 만큼만 구입하세요

묶음 구매, 다량 구매의 꼬임에 넘어가지 마세요. 싸게 산 만큼 버리는 양이 더 많아 결국 음식물 쓰레기만 늘어납니다. 단위당 가격이 조금 싼 것으로 많이 사는 것보다 좀 비싼 것으로 적게 사는 것이 지속 가능하고 섹시한 쇼핑법이라는 사실, 기억하세요!

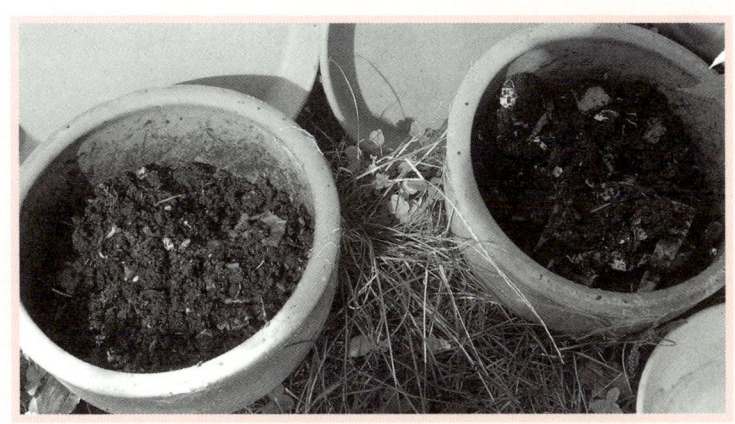

지렁이를 이용한 쓰레기 퇴비화(사진 제공_에코붓다)

9. '얼리기'를 최대한 활용하세요

냉동실을 잘 활용하세요. 좋아하는 빵이지만 한 봉지를 다 먹기란 어려운 일이죠. 남은 빵을 매번 버리는 대신 구입하자마자 냉동실에 보관하세요. 밥이나 떡도 한 번 먹을 만큼씩 떼어서 얼려놓습니다. 요리하기 힘들 때 사 먹는 것보다 훨씬 간편하고 돈도 절약할 수 있어요.

10. 식물에 듬뿍 영양을 주세요

음식물 쓰레기 중 과일이나 채소의 껍질, 씨 등은 바로 퇴비로 만들어보세요. 몇 개월 만에 영양 넘치는 퇴비로 변신합니다. 에코붓다의 퇴비 만들기 www.ecobuddha.org의 도움을 받는다면 쉽게 완성할 수 있을 거예요.

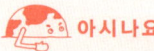 **아시나요? 비닐 백 vs. 종이 백, 무엇이든 나쁘다!**

2008년 한 해 동안 신세계 이마트 총 구매고객의 30퍼센트가 6,000천만 장의 비닐 쇼핑백을 사용했으며, 이는 30억 원에 달하는 수치라고 합니다. 비닐 쇼핑백은 자원 낭비와 이산화탄소 발생 등 심각한 환경오염 초래는 물론 처리 과정에서도 막대한 사회비용이 발생한다는 것은 누구나 다 아는 사실이죠. 그렇다면 종이봉투는 어떨까요?

우선 · 나무를 베어서 만드는 과정이 길고 복잡합니다. 미국의 경우, 종이 백을 만들기 위해 해마다 1,200배럴의 원유를 사용하고, 1,400만 그루의 나무가 베어집니다. 나무 원료에서부터 완제품에 이르기까지 어마어마한 양의 에너지가 소모됩니다.

비닐 백은 종이봉투와는 달리 재생이 되지 않는 화석연료로 만들어집니다. 생산과정에서의 에너지 소모는 종이 백보다 덜하지만, 세계 석유제품 생산의 4퍼센트 정도가 비닐 백이라고 합니다. 또 비닐 백은 다운사이클링일 수밖에 없습니다. 재활용 과정에서 원재료의 생존력과 가치가 떨어지기 때문이죠. 따라서 사용된 비닐 백으로 새 비닐 백을 만들 가능성은 희박합니다.

그러므로 비닐 백과 종이 백 중 어느 것이 더 친환경적이라고 말할 수 없습니다. 하나는 제조 과정에서, 다른 것은 원료 자체와 재활용 면에서 자원과 에너지를 소모하기 때문입니다. 종이 백은 비닐 백보다 70퍼센트의 공기와 50퍼센트의 물을 더 오염시킵니다. 비닐 백은 단지 1퍼센트만, 종이 백은 20퍼센트만 리사이클됩니다.

에코칙이라면, 나만의 지속 가능하고 섹시한 가방을 마련해보는 게 어떨까요? 호주의 연구에 의하면 재사용 가능한 캔버스 백이 비닐 백의 14배, 종이 백의 39배나 에너지를 덜 소모한다고 합니다.

이런데도 단지 몇 시간의 간편함을 위해서 몇 십 년 동안 썩지 않는 환경 파괴범을 사용해야 할까요? 나만의 장바구니 만들기를 더 이상 미루지 말아야 할 이유가 참 많습니다.

- 원유와 나무 절약_ 중국의 경우 비닐 백 사용량이 하루 300억 개라고 합니다. 중국 무역보에 따르면 비닐 백 수요를 충족시키기 위해 연간 3,700만 배럴의 원유가 사용되고 매년 37억 달러의 비용이 듭니다. 사용하지 않는다면 지구를 그만큼 지키는 거겠죠?
- 롤모델_ 많은 사람들이 당신의 멋진 장바구니를 보고 따라 할지도 모릅니다. 아이가 있다면 이런 작은 행동도 훌륭한 교육이 되겠지요.
- 바다를 푸르게_ 비닐 백은 해안에서 가장 흔하게 발견되는 쓰레기 중 하나입니다. 태안반도에 자원봉사를 다녀왔다면 잘 아실 거예요.
- 야생생물 보호_ 장바구니를 이용하면 해마다 비닐 백 때문에 죽임을 당하는 고래, 바다표범, 거북 등 바다 동물 10만 마리를 살릴 수 있습니다.
- 지구 시계 되돌리기_ 종이 백으로 변하는 대신 그대로 살아 있게 된

나무들은 이산화탄소를 빨아들여 지구온난화를 방지합니다. 지구가 그만큼 더 젊어지는 것이죠.

*히피, 평화, 그리고 채식주의자

1960년대 원조 아이돌 비틀스는 인도로 여행을 다녀온 후 마하리시의 초월 명상에 심취했습니다. 마하리시의 가르침을 따르면서 그들은 차츰 채식주의자가 되었고 1960~70년대의 젊은 히피들도 그에 동조하게 되었죠. 평화를 사랑하고, 자급자족 생활을 하던 반체제 히피들이 고기를 먹지 않게 된 것입니다. 기존 체제에 대한 반항의 의미로 출발했던 서구의 채식 문화는 이제 더욱 대중적이며 열정적인 트렌드가 되고 있습니다. 모든 히피가 채식주의를 고수하는 것은 아니지만, 영적인 수행에 깊이 감명받은 이들은 이국적인 입맛에 눈떠 카레, 두부, 미소와 같은 친자연적인 식품에 익숙합니다.

'평화'를 외치는 그들은 모든 생물을 인간적으로 다루기를 원합니다. 나, 너, 우리가 모두 하나라는 동양 사상을 따르는 가운데 채식주의가 요구되었고 채식주의는 유기농법 운동으로 번졌습니다. 마치 포자처럼 퍼지는 건강식품과 내추럴 식품점은 히피 문화에서 출발했다고 해도 과언이 아닙니다. 두유·쌀유, 당밀, 겨, 쪄서 말린 밀로 만든 타불리Tabouleh 샐러드, 초콜릿 맛이 나는 쥐엄나무의 열매 캐롭Carob, 여러 가지 견과류와 말린 과일로 만든 에너지 바, 병아리콩으로 만든 소스인 타히니 등은 히피들이 즐겨 먹었던 음식이지만, 지금은 세계 유명 식당에서 사랑받는 메뉴입니다.

지금 셀러브리티들의 채식주의 열풍을 보세요. 최근 《선한 다이어트 Kind Diet》라는 책을 내고 동물보호 활동가가 된 알리시아 실버스톤Alicia Silverstone도 동물의 털을 입느니 차라리 나체가 낫겠다고 선언했습니다. 폴 매카트니의 딸인 스텔라 매카트니Stella McCartney도 자신이 디자인한 옷에서 동물 가죽이나 털은 실 한 오라기도 발견할 수 없을 정도로 열렬한 100퍼센트 동물보호론자인 동시에 에코 디자이너입니다.

영화배우이자 신 히피족인 우디 해럴슨Woodrow Tracy Harrelson은 하와이의 생태마을에서 텃밭에 기른 식물을 먹고 태양열 에너지만 이용하며, 대마로 만든 옷만 입고 바이오디젤 차를 운전하며 살고 있습니다. 나탈리 포트먼Natalie Portman도 빠질 수 없네요. 하버드 대 심리학 학사 출신이기도 한 그녀는 어릴 때부터 채식주의자였고 동물보호에 앞장서고 있습니다.

물론 채식은 아주 오랜 옛날부터 존재했던 양식이지만 히피 문화와 만나면서 큰 시너지 효과를 발휘하고 있는 것도 사실입니다. 최근 물질문명적인 종래의 생활양식을 탈피한 새로운 개념의 대안적 생활양식alternative lifestyle은 히피, 고딕, 펑크 같은 언더그라운드 문화와 친밀함을 보이며 채식주의로 발전하고 있습니다.

뮤지컬 〈렌트Rent〉를 아시나요? 1996년 뉴욕에서 처음 시작하여 15개 언어로 25개국에서 공연되었고, 2008년 9월에 브로드웨이에서 대단원의 막을 내렸습니다. 마지막 공연 후에도 전 세계의 앙코르 요청이 쇄도하고 있는 흥행 대작이지요. 〈렌트〉는 뉴욕의 언더그라운드 문화를 가장 잘 보여준 주제와 캐릭터들로 유명한데, 채식주의와 제3세계 음식이 자주 등장합니다. 당시 신 히피들 사이에는 기존의 대량생산 음식 시스템에 반항하고 산업사회의 물질문명에서 자신을 찾으려는 움직임이 팽배해 있었습니다. 이들의 사상과 정신은 채식주의, 유기농, 인도 음식, 타이 음식 등의 성격과 딱 맞아떨어졌지요.

뉴욕에서 미술대학을 다니면서 히피 친구들과 친해질 기회가 많았는데, 그들에게 캐러멜이나 사탕, 초콜릿을 권할 때마다 'no animal tested', 'no animal ingredient' 등 동물실험을 하지 않은 제품인지 아닌지를 먼저 확인하고 먹었습니다. 그들과 함께했던 수업 풍경은 가히 서커스 무대 뒤와 같았습니다. 원숭이, 앵무새, 보아뱀, 고양이, 개 등과 함께 수업을 받았으니까요. 특히 개와 고양이가 많았는데, 친구들이 거리에서 만난 버려진 동물들을 학교까지 데리고 왔기 때문이었습니다. 살아 있는 생물을 소중하게 여기는 그들은 무자비하게 육식을 하거나 동물이 실험대상이 된 제품을 먹을 수 없었던 거죠.

잠깐, 그런데 채식주의자들은 왜 채식을 하게 되었을까요? 건강이 좋지 않아서, 동물을 너무 사랑해서, 평화를 지키기 위해서, 지구온난화를 생각해서, 원래 비위가 약해서 등 여러 가지 이유가 있겠지요. 하지만 무엇보다 기억할 것은 채식주의자들은 현재 자신이 먹고 있는 음식에 대해

'자각'하고 있다는 점입니다. 고기를 보면서, 먹으면서, 요리하면서 자신의 몸과 마음 그리고 영혼이 호소하는 것을 귀 기울여 듣고, 자각하고, 행동으로 실천했다는 증거입니다. 이것이 채식하는 사람들을 자기 자신만의 울타리가 아니라 주변의 환경을, 지구와 생명을 함께 생각하도록 만드는 힘입니다. 또한 《지속 가능하게 섹시하게》의 철학이기도 하고요. 제 친구는 비인간적으로 다루어지는 동물들에 대한 제 이야기를 듣고 자각을 시작했습니다. 임신 중이니 어린 고기나 알은 먹지 않기로 결심했다고 하네요.

하지만 굳이 채식을 고집할 필요는 없습니다. 사람은 자신에게 적합한 삶의 방법을 찾아가려는 본능이 있으므로 이를 굳이 부정하지 않아도 됩니다. 육식을 하는 대신, 조금 더 자각할 수 있는 방법을 생각해보세요. 조금 비싸지만 방목한 닭과 유정란은 '달걀 맛이 원래 이런 것이었구나' 하고 느끼게 해줍니다. 운송 시 발생하는 온실가스를 줄이기 위해 되도록이면 로컬 축산을 이용하세요. 혼자 구입하는 것이 부담된다면 꽃피는 아침마을 www.cconma.com 등의 공동구매 사이트를 통하는 것도 좋습니다. 라떼를 마실 때에는 우유 대신 두유! 500원 더 받는 테이크아웃 커피숍도 있지만, 보다 신선한 맛을 느낄 수 있을 것입니다. 참, 방귀가 지구온난화를 촉진하는 탄산가스라는 사실, 아시나요? 소들의 방귀도 문제가 되는 지금 우리도 방귀를 덜 뀌는 라이프스타일을 시도해봅시다.

에코칙 팁 '고기 아닌' 곳에서 단백질 찾기

고기를 덜 먹으면 영양소가 부족하지 않을까 고민되나요? 그렇지 않습니다. 다음의 방법을 실천하면 고기 없이도 균형 잡힌 식생활을 유지할 수 있답니다.

- 탄력 있는 피부와 튼튼한 뼈나 장기를 위한다면 콩류, 견과류, 대두, 씨앗, 통곡류를 즐기세요. 한 모의 두부는 스테이크보다 더 뛰어난 양질의 단백질로 피부에 탄력을 줍니다.
- 콩, 견과류, 시금치나 케일 등 푸른 잎 채소에는 상당한 양의 철이 들어 있지만 식물성 식품의 철은 몸에서 흡수하기가 어렵습니다. 비타민 C와 함께 섭취하세요.
- 비타민 B_{12}는 오직 동물성 식품에서만 발견된다고 알려진 영양소입니다. 그런데 최근 서울대학교가 실시한 장수 연구에서 밝혀진 사실은 다릅니다. 할아버지 할머니들이 장수를 누리는 데에는 비타민 B_{12}가 꼭 필요한데, 그분들은 된장·청국장 같은 발효된 콩과 해조류에서 비타민 B_{12}를 섭취하고 있다고 하네요.
- 주말 채식주의자는 어떠세요? 주중엔 동료들과 함께 먹거나 또는 약속이 있어서 골라 먹기 어렵다면 주말에 풍성한 샐러드 파티를 하는 거예요.

아시나요? 소+방귀=지구온난화

육식을 제한하는 것은 환경과 아주 밀접한 관계를 갖고 있습니다. 지구온난화를 만드는 온실가스의 5분의 1이 축산에서 나오기 때문이죠. 에너지 생산에 이어 지구온난화를 유발하는 두 번째로 큰 원인으로, 우리가 원흉으로 보는 교통수단보다 더 높은 양입니다.

왜 그럴까요? 선뜻 이해가 가지 않을 테지만, 바로 소들의 방귀 때문입니다. 방귀에서 나온 메탄가스는 이산화탄소보다 20배가량 더 독합니다. 15만 마리의 도축용 소와 버팔로가 메탄가스를 뿜어내고 있습니다. 세계식량기구WHO에 의하면 대부분의 사람들이 자신들에게 필요한 단백질보다 2배나 더 많이 섭취하는 습관이 있다고 합니다. 적색 고기를 일주일에 500그램 이상 먹고 있다면 여기에 해당되니 반으로 줄여보세요. 이 밖에 가축용 사료를 저렴하면서도 대량으로 경작하기 위해 사용한 퇴비와 화학비료에서 나온 아산화질소는 이산화탄소보다 300배나 더 위험합니다. 이뿐 아니라 축산업은 땅을 초토화시키고 수질과 공기를 오염시키며 물을 마르게 합니다. 그러면 생물들이 자취도 없이 사라지게 되겠죠.

매번 TV에서 보여주는 광우병, 항생제 등의 공포도 대단합니다. 일 년에 미국인들이 먹기 위해 죽이는 가축은 100억 마리라고 합니다. 이 숫자는 지구에서 달까지 소들을 한 줄로 세웠을 때 5번 왕복할 수 있는 수입니다. 얼마나 많은지 상상할 수 있나요?

보다 간단히 계산해볼까요? 1킬로그램의 삼겹살을 생산하기 위해 만들어진 36.4킬로그램의 온실가스는 집에 있는 모든 불을 다 켜놓은 채 나가서 3시간 동안 운전했을 때 발생하는 온실가스의 양보다 더 많다고 합니다.

02

Eco-friendly Beauty

내가 아름다워야 지구도 아름답다

*
환 경 자 각
QUIZ

1   파라벤은 화장품에서 어떤 용도로 사용되는 성분일까요?
    a. 아름다운 컬러를 만들기 위해
    b. 귀한 내 피부를 보호하기 위해
    c. 오래 쓰기 위해

2   미네랄 오일은 피부에 어떠한 영향을 끼치는 성분일까요?
    a. 유익한 성분이다.
    b. 유익한 성분이 아니다.

3   매일 사용하는 화장품의 몇 퍼센트가 피부 속으로 흡수될까요?
    a. 10퍼센트   b. 35퍼센트   c. 60퍼센트   d. 80퍼센트

4   다음 중 손톱 보호를 위한 가장 친환경적인 방법은 무엇일까요?
    a. 식초   b. 올리브 오일   c. 비타민 B   d. 모두 다

5   데오도란트 안의 알루미늄 성분이 피부 트러블을 일으키는 원인은 무엇일까요?
    a. 땀구멍을 부풀리게 해서
    b. 땀구멍을 막아서
    c. 피부를 알루미늄처럼 반짝거리게 해서
    d. 데오도란트의 향 때문에

1_ c
파라벤은 모든 종류의 화장품에서 인공 보존제로 사용됩니다. 미국 식품의약국FDA에 의하면, 파라벤이 여성 호르몬인 에스트로겐에 영향을 미칠 수 있고, 또 유방의 종양에서 발견되었다고 합니다. 환경단체에서는 파라벤이 호르몬 시스템을 방해할 수 있다고 주장하기도 하고요.

2_ b
미네랄 오일은 원유 중 휘발유의 증류에서 나오는 부산물입니다. 즉, 천연 원료가 아닌 화석 원료이지요. 물론 여느 화학 성분에 비해 어느만큼 해로운 것인지에 대한 논란의 여지는 있지만 '미네랄'이라는 이름 때문에 유익한 성분인 줄 헷갈리는 일은 없어야겠어요. 지속 가능하고 섹시한 화장품을 고르는 중요한 기준은 인공 향, 인공 색소, 설페이트(특히 SLS, SELS), 프탈레이트, 파라벤 등이 없는 것입니다. 여기에 미네랄 오일도 추가해주세요.

3_ c
기초 손질과 화장을 할 때 사용하는 화장품의 60퍼센트가 내 피부 안으로 흡수된다는 사실을 기억해주세요. 매일매일 화장하는 여성이라면 일 년에 2킬로그램 정도의 화장품이 피부 안으로 침투한다고 합니다.

4_ d
식초는 매니큐어의 보존을 연장시키고, 올리브 오일은 손과 손톱을 보호하는 좋은 윤활제이며, 비타민 B는 손톱 강화에 도움을 줍니다. 그러므로 정답은 d!

5_ b
데오도란트에 미미한 땀 억제 효과는 있지만 근본적으로 막아주진 않습니다. 오히려 주목적은 탈취이지요. 하지만 데오도란트에 함유된 알루미늄은 땀구멍을 막아 독소를 배출하는 순환 작용을 억제합니다. 알루미늄이 함유되지 않은 천연 성분의 지한제나 천연 미네랄 솔트를 사용한 크리스털 스틱 데오도란트를 구입하세요.

에코칙이라면 화장품 다이어트부터!

아무리 눈코입이 예쁘다고 하더라도 사실 피부만큼 신경 쓰이는 것은 없습니다. 우리나라 여성의 91.4퍼센트는 기초 화장품 외의 기능성 화장품을 매일 바른다고 할 정도로 한국 여성의 피부 숭배는 뜨겁습니다. 얼마 전 방송된 모 TV 프로그램에서 밝힌, 우리나라 여성들이 하루에 사용하는 기초 화장품은 평균 8개. 일본의 6~7개, 유럽의 2~3개에 비해 월등히 많은 숫자입니다. 칠하고 닦아내고 씻어내고 다시 바르면서 얼굴에는 24시간 동안 화장품 마를 날이 없습니다.

이렇게 매일 바르는 화장품들이 우리 피부에 모두, 완벽히 좋은 역할만 할까요? 아닙니다. 오히려 하루에 100여 가지의 화학 성분과 피부가 맞닥뜨릴 수 있습니다. 에코칙이라면 피부에 바르는 이 모든 것들이 우리 몸과 지구에 어떤 영향을 미치는지 알아봐야겠죠? 저는 햇볕 광입니다. 바닷가에서 선탠을 하다가 깜빡 잠들어서 1도 화상을 입은 적은 셀 수도 없을 정도입니다. 물론 자외선 차단제도 바르지 않은 무방비 상태였죠. 그러다가 젊었을 때 안 보이던 기미와 주근깨가 마구 올라오는 것을 보고서야 저의 무지함을 깨달았습니다. 이렇듯 화장품을 바르지 않는다면 이 오염된 환경으로부터 좋지 않은 결과가 나타날지 모릅니다. 우리는 살아 있는 유기체이므로 개인에 따라 화장품도 달라질 것입니다. 그러므로 매일 쓰는 화장품도 맹신하지 말고 관심을 가지고 자각하면 좀 더 지속 가능하고 섹시한 우리와 지구를 보호할 수 있을 것입니다.

*피부를 쉬게 하라

화장품, 얼마나 사용할까?

화장품과 개인 생활용품을 만들어내는 기업들은 '조금씩 바르는 양에서 얼마나 화학제의 영향이 크겠느냐, 걱정할 필요 없다'고 안심시킵니다. 그러나 매일매일 사용하는 양이 피부 속에 쌓인다면 어떨까요? 우선, 하루에 얼마나 많은 화장품과 생활용품을 사용하는지부터 체크해보세요.

Self Test

- ☐ 스킨
- ☐ 에센스
- ☐ 아이크림
- ☐ 로션
- ☐ 부스터
- ☐ 각종 크림(수분, 퍼밍 등)
- ☐ 클렌징 로션
- ☐ 클렌징 크림
- ☐ 클렌징 젤
- ☐ 클렌징 폼
- ☐ 클렌징 오일
- ☐ 자외선 차단제
- ☐ 메이크업 베이스
- ☐ 파운데이션
- ☐ BB크림
- ☐ 페이스 파우더
- ☐ 블러셔
- ☐ 트윈케이크
- ☐ 아이섀도
- ☐ 마스카라
- ☐ 아이브로
- ☐ 아이라이너
- ☐ 립스틱
- ☐ 립글로스
- ☐ 립밤
- ☐ 샤워 젤
- ☐ 보디 로션
- ☐ 향수
- ☐ 데오도란트
- ☐ 샴푸
- ☐ 컨디셔너
- ☐ 헤어팩
- ☐ 헤어 스타일링 제품
- ☐ 염색약
- ☐ 치약
- ☐ 치아 미백제
- ☐ 네일 에나멜
- ☐ 에나멜 리무버

자, 어떠세요? 몇 개나 체크되었나요? 우리나라 여성 한 명이 하루에 사용하는 화장품은 평균 15가지라고 합니다. 하나의 제품에도 수십 가지의 인공적인 성분이 들어가는데, 여러 개가 합쳐진다면 가공할 만한 화학 현상이 일어나 우리 몸과 지구에 해를 끼칠 것이 분명합니다. 우리 피부를 생각해보세요. 피부는 살아서 숨 쉬고 우리가 바른 모든 것을 온몸, 그것도 혈관으로 직접 흡수합니다.

그런데 우리들 대부분은 자각 없이 남용하는 경우가 많습니다. 거름망이 없는 피부를 너무 포식시키는 건 아닐까요? 아무리 과학적으로 영양과 기능이 뛰어난 화장품이라도, 지나치게 덧바르면 제 기능을 못한 채 다 흡수되지도 않고 사라져버립니다.

화려한 광고로 가득한 백화점의 화장품 매장을 가면, 국내 모 화장품 브랜드에서 조사한 우리나라의 1인당 연간 화장품 구입 비용이 46만 8,000원이라는 결과가 많아 보이지 않습니다. 이것만 바르면 광고 모델처럼 될 것 같아 열심히 발라보지만 기대에 미치는 것은 사실 거의 없습니다. 화이트닝 제품도, 리프팅 제품도 기능성 로션을 조금 더 압축한 것, 한마디로 에센스라 할 수 있기 때문이죠. 이렇게 저렇게 종류별, 단계별로 다 바르다 보면 피부는 영양 과다가 될 수 있습니다. 우리 몸은 하나인데, 피부만 영양 과다이고 다른 부분은 영양실조라면 조화롭지 않겠죠?

최근에 우리가 몰랐던 화장품의 비밀을 다룬 책들이 많이 출간되었습니다. 책들마다 주장하는 점은 약간씩 다르지만, 공통점 중 하나는 '너무 많이 바르지 말라'는 것입니다. 한마디로 피부에 쉼을 주자는 것이죠. 자신의 피부에 맞는 클렌징 제품, 스킨, 모이스처라이저, 자외선 차단제면 충분합니다. 이외의 것들은 단지 심리적으로 위안을 주는 가상의 드레싱입니다.

피부과 전문의들은 '먼저 자기 피부를 알라'고 권합니다. 저명한 피부과 전문의 수잔 반 다이크Susan Van Dyke 박사에 의하면 피부는 보통 중성, 지성, 건성, 복합성의 네 가지로 분류되는데, 이것은 나이, 습관, 질병 등에 따라 더욱 복합적으로 바뀔 수 있다고 합니다. 이렇듯 사람마다 다른 피부, 어떻게 관리하는 것이 좋을까요? 어떤 피부 타입이든 중성 피부처럼 수분의 균형을 유지하는 것에 스킨케어의 초점을 맞춰보세요. 피부 타입별로 좀 더 자세히 알아볼까요?

지성 피부는 세안 후 몇 시간 지나지 않았는데도 얼굴에 기름기가 낍니다. 주로 T존에 생기는데, 이런 피부는 매일 규칙적으로 모이스처라이저를 바를 필요는 없지만 유분기를 뺀 수분 베이스의 선크림은 필수입니다. 선크림을 고를 때 '오일 프리' 태그를 찾으면 쉽겠죠?

수분이 부족한 건성 피부는 반대로 얼굴이 죄어오고 쉽게 자극을 받습니다. 각질도 자주 생기고요. 피부 건조가 심하면 몇 가지 피부 트러블이 합쳐져 습진이 발생하기도 합니다. 물론 피부가 아닌 질병이나 폐경 때문에 건성이 생기기도 하므로 갑자기 피부가 건조해졌다면 원인을 알아보고 관리해주세요. 일단 아주 순한, 약산성 혹은 중성의 클렌저와 모이스처라이저가 필요합니다. 아침저녁뿐만 아니라 피부가 건조하다 싶은 어느 때라도 모이스처라이저를 덧발라주면 더욱 좋겠지요. 선크림은 당연히 필수이고요.

복합성 피부는 흔히 지성과 건성의 중간으로 생각하기 쉬운데, 그것이 아니라 두 현상이 모두 일어나는 경우를 말합니다. T존은 지성, 뺨은 건성의 증상이 나타나므로 각각 다른 화장품을 바르는 것이 맞습니다. 뺨에는 순한 클렌저와 모이스처라이저, T존에는 여드름 방지 제품이 좋습니다.

피부 타입에 맞춰 스킨케어 제품을 더하고 빼는 것은 자유이지만, 공통적으로 더해야 하는 것은 자외선 차단제입니다. 자외선 차단제는 SPF 15~20선이면 충분하고, 수치가 높은 것보다는 자주 덧바르는 것이 중요하다는 의견도 있습니다. 하지만 제 경우는 좀 다릅니다. 자외선 차단제를 무엇보다 중요하게 생각하기 때문에, SPF 30 정도의 제품을 미리 발라 피부 깊이 파고들 자외선을 우선 차단합니다. 그러므로 한 가지 법칙만 고집하지 말고 피부가 햇볕에 반응하는 정도에 따라, 또는 날씨에 따라 자외선 차단제를 바르는 방법도 달리해보세요.

SPF지수와 함께 눈여겨보아야 할 것이 또 있습니다. 바로 PA지수인데요, 이것은 유리창을 뚫고 들어와 진피까지 깊숙이 침투해 피부 노화를 가속화하는 UVA를 차단합니다. +, ++, +++ 세 단계로 표시되는데 + 개수가 많을수록 차단력이 높음을 의미합니다. 참, 자외선 차단제는 산화되기 쉬우므로 유통기한을 믿는 것보다 적은 용량의 것을 빨리 쓰는 게 좋습니다. 아낌없이 바르고 한 해를 넘기지 마세요.

내 피부가 원하는 진짜 스킨케어 제품을 찾아라

그렇다면, 내 피부가 진짜 필요로 하는 스킨케어 제품은 몇 가지일까요? 세상에 있는 수많은 화장품 가운데, 피부가 만족할 제품은 몇 가지에 지나지 않습니다. 클렌저에서 크림까지 지금 자신의 피부가 원하는 스킨케어 제품은 무엇일지 꼼꼼히 골라보세요.

클렌저

피부 전문가들이 가장 중요하게 생각하는 단계! 피부에 따라서, 또 그날의 메이크업 상태에 따라서 클렌저의 종류는 달라지겠지만 마지막 물 세안은 꼼꼼하게 해주어야 합니다. 최근 K 여배우의 물 세안이 유명했었죠? 1시간 이상 헹구라는 얘기도 하지만, 자칫 피부 보호를 위해 남아 있어야 할 각질이나 보호막을 없애거나 자극을 줄 수도 있으므로 흐르는 물에 20~25회 정도 물을 끼얹듯 씻어주는 것이 좋습니다. 건성 피부는 아주 순한 클렌징 제품(약산성)을, 지성은 오일을 제거해줄 바 타입(약 알칼리성)을 사용해보세요.

클렌징과 함께 중요하게 여겨지는 것이 바로 각질 제거입니다. 묵은 세포인 각질을 효과적으로 떨어내야 스킨케어 제품이 잘 흡수되고, 화장도 잘 먹기 때문이죠. 하지만 너무 심하게 각질을 제거하는 것은 피부를 위해 좋지 않습니다. 1주일에 1~2회 정도 천연 재료로 만든 순한 스크럽으로 가볍게 각질을 없애고, 평소에는 오일로 각질이 쉽게 생기지 않고 촉촉함을 유지하도록 피부를 지켜주세요.

스킨(토너)

세안하고 3분이 지나기 전에 바르는 것이 피부의 수분 유지에 좋습니다. 여유가 있으면 화장솜에 스킨을 묻혀서 몇 분간 올려놓고 팩의 효과를 보세요. 알코올이 함유된 스킨은 피부에 자극을 줄 수 있으니 삼가는

게 좋고요.

토너는 한마디로 '리프레쉬'의 기능 두 가지를 겸비한 제품입니다. 종종 허브 또는 꽃 종류에서 추출해낸 물과 에센스가 함유되어 있지요. 토너의 중대 기능 중 한 가지는 클렌징 후 남아 있는 잔여물을 닦아내는 것입니다. 2차 클렌징이죠. 두 번째 기능은 피부의 천연 pH를 맞추는 것입니다. 비누나 클렌저는 알칼리성을 띠는 경우가 많기 때문에, 반대로 약간 산성을 띠는 토너가 pH 밸런스에 좋습니다. 비타민 C 등 항산화제가 함유된 토너는 주름을 촉진시키는 활성산소로부터 피부를 보호합니다.

천연 성분으로 직접 만든 DIY 화장품도 요즘 인기입니다. 그중 레몬 토너는 피부를 진정시켜주는 아스트린젠트의 효과가 있어 피지가 금세 올라오는 지성 피부에 좋습니다. 취침 전에 깨끗한 미용 브러시로 바른 다음 5분 정도 후 씻어내면 붉은 기가 없어집니다. 아침엔 정제수 반 컵에 레몬즙 10방울 섞은 것을 화장솜에 묻혀 잠시 놔두었다가 로션을 발라주세요. 하지만 이런 DIY 스킨케어에 사용되는 레몬 등의 재료는 피부에 자극적일 수 있으므로, 사용 전 패치 테스트를 꼭 거쳐야 합니다. 얼굴 피부와 가장 비슷한 팔이 접히는 부위에 하루 1~2회 천연 화장품을 발라 테스트하는 것이 기본. 1주일 정도 계속 지켜본 다음 특별한 증상이 없다면 얼굴에 사용하는 것이 좋습니다.

아이크림

아이크림의 경우 굳이 선택하지 않아도 될 단계입니다. 그러나 아무래도 불안하다면 20대 중반부터 시작하는 것이 좋고, 주로 밤에 발라주는 것이 더 효과적입니다.

로션, 에센스 혹은 크림

스킨 다음 단계에 바르는 로션이나 에센스(혹은 세럼)나 크림은 사실 같은 목적으로 만들어졌습니다. 주름, 탄력, 미백 등 피부 개선에 도움이 되는 기능이 집중되어 있지요. 하지만 특별히 눈에 띄게 노화가 진행된 피부가 아니라면 수분을 베이스로 한 것을 고르는 것이 좋습니다. 자신의 피부에 맞는 기능을 선택했다면 이제 텍스처를 고를 순서. 로션을 기준으로 주로 유분기가 적은 것이 에센스, 유분이 많은 것이 크림이 되므로 피부 타입이나 나이에 따라 하나만 선택해도 됩니다. 주로 30대 이전에는 피부 타입에 따라 크림과 에센스 중 선택하는 것이 좋고, 30대 이후에는 크림이 더 좋다고 합니다. 크림 중 젤 타입이 있는데 이는 에센스와 크림의 중간 단계로 오일 성분이 많을수록 크림 타입으로 보면 대부분 맞습니다.

자외선 차단제

어렸을 때의 무지함으로 자외선에 혹사당했던 제 피부를 보호하기 위한 저만의 철칙이 있답니다. '자외선 차단제 없이는 나가지 않는다!' 자극이 적은 천연 성분 혹은 유기농 성분의 자외선 차단제는 놀랄 만큼 비싸지만, 피부 건강을 위한 보험이라 생각하고 아낌없이 꼼꼼하게 바릅니다.

그만큼 자외선 차단제는 아무리 강조를 해도 지나치지 않습니다. 백인들에 비해 우리는 피부암에 덜 걸린다고는 하지만, 최근 발표에 의하면 아시아 지역에서도 피부암 발병률이 높아지는 것으로 나타났습니다.

특히 야외 활동의 증가와 태닝의 유행으로 젊은 남성의 피부암 발병률도 높아지고 있는데, 아마도 자외선 차단제를 사용하지 않는 것이 주원인이라고 추측됩니다.

　자외선 차단제에는 놀랄 만큼 많은 종류의 화학 성분이 들어갈 수밖에 없고, 그중에는 피부암의 위험이 있는 성분도 포함되어 있으므로 '필요악'이라는 얘기를 듣기도 합니다. 실제로 2010년에 EWG가 1,400여 개의 자외선 차단제를 조사한 결과는 놀랍습니다. 안전하다고 판정받은 500개의 제품 중 60퍼센트가 피부와 혈관에 침투하여 호르몬을 방해할 수 있는 화학물질인 옥시벤존Oxybenzone을 함유하고 있음을 확인했으니까요. 그럼에도 자외선보다는 자외선 차단제가 덜 위험한 것인지, 피부 전문가들이 바르는 쪽에 한결같이 손을 들어주는 것을 보면 자외선 차단제는 필수품임이 분명합니다. 피부 자극을 줄이기 위해서는 미네랄 필터가 함유된 물리적 자외선 차단제(주로 유아용)를 선택하는 것도 방법이겠지요. 여성이라면 파우더나 파운데이션을 휴대하였다가 수시로 덧발라주는 것도 현실적인 요령이 될 듯합니다.

　자, 이렇게 기본만 충실히 나, 우리, 자연을 사랑하는 마음으로 바른다면 화장품에 체하지는 않을 겁니다. 얼굴에 바르는 화장품을 자각했다면 샴푸, 린스, 샤워 젤, 비누 등으로 눈을 돌려보세요. 이 많은 화학 성분들이 우리 몸뿐 아니라 씻으면서 물과 함께 자연으로 흡수되어, 다시 우리가 먹고 씻는 수돗물로 돌아옵니다. 그러니 우리의 피부와 자연에 쉼을 주세요. 이들이 호흡하고 자랄 수 있는 숨통을 주세요.

　새로운 성분, 새로운 상품은 좀 더 지켜보세요. 나노테크놀로지 같은 최신 제품은 검증된 후에 사용하는 것이 어떨까요? 〈네이처Nature〉 지의 자매지인 〈네이처 나노테크놀로지Nature Nanotechnology〉 온라인판을 보면, 나노 입자가 세포에 직접 닿지 않아도 세포의 DNA를 손상시킬 수 있다는 연구 결과가 나왔기 때문이죠. 새로운 성분을 만나보는 것도 매력적인 일이지만, 좀 더 확실하게 안전하다는 판정을 받은 다음에 사용해도 늦지 않습니다.

> **에코칙 팁 에코칙의 스킨케어**
>
> - 휴일은 셀러브리티처럼! 파파라치 컷의 셀러브리티들처럼 노 메이크업에 챙이 큰 모자, 선글라스를 쓰고 나가보세요. 다들 쳐다보면 사인도 해주세요.
> - 많은 종류 대신 고품질, 자연 성분의 몇 가지 제품만 구입하세요. 그리고 정성스럽게 발라주세요.
> - 자신의 피부에 꼭 맞는 스킨케어 제품을 만들어보세요. 오일과 허브, 말린 꽃 등을 섞어 만든 다음, 이름을 붙여주세요. 자신만의 체취와 자연향이 어우러지면 굳이 향수를 쓰지 않아도 하루 종일 향기롭습니다.
> - 제품을 구입할 때에는 10가지 이하의 성분 리스트, 이해할 수 있는 성분을 함유한 것을 선택합니다. 가장 적은 성분(10가지 이하), 알 수 있는 (이해할 수 있는) 성분을 함유한 것을 선택합니다. 하지만 가장 중요한 것은 무향료, 무색소입니다!

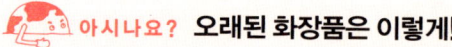 **오래된 화장품은 이렇게!**

지속 가능하고 섹시하기 위해 화장품과 생활 제품을 천연 성분으로 바꾸려고 결심한 이때, 마음에 걸리는 것이 있습니다. 기존에 구입해 두었거나 선물받은 것들이지요. 이들은 어떻게 해야 할까요? 결심한 지금, 바로 버리고 천연 성분 화장품으로 완벽히 새롭게 리스트업해야 할까요? 우선 샴푸나 린스, 샤워 젤 등 씻어내는 제품들은 먼저 다 사용합니다. 버려도 환경이 오염되는 것은 마찬가지이니까, 물과 함께 희석하여 사용하면서 버리는 것이 낫지 않을까요? 종일 바르고 있어 몸에 흡수되는 메이크업, 향수, 로션보다는 몸에 오래 남아 있지 않기 때문에 건강에 덜 위험하겠죠.

그렇다면, 뚜껑을 연 메이크업 제품은 어떨까요? 오래된 마스카라, 립스틱, 블러셔, 아이섀도 등은 아깝다 생각하지 말고 가차 없이 버립니다. 이때 남은 내용물은 물에 흘려버리지 말고 종이나 휴지로 말끔히 닦아 일반 쓰레기 봉투에 넣고, 케이스는 따로 모아 재활용함에 넣습니다. 잘 분해되지 않는 화장품의 오일 성분과 계면활성제, 방부제 등이 토양과 하천으로 흘러 들어가면 환경에 치명적 위험을 초래할 수 있기 때문이죠.

*화장품 제대로 알고 바르자!

영화 〈에린 브로코비치〉를 기억하시나요? 〈패스트푸드네이션〉은요? 그동안 대기업들이 쉬쉬했던 사건들이 하나 둘 영화로 상영되면서, 숨기고 싶었던 비밀이 조금씩 세상에 알려지고 있습니다. 기업들은 자신들의 치부를 숨기기 위해 이미지 홍보와 마케팅에 아낌없이 투자하고 있고요. 최근 급성장하고 있는 '그린마켓'을 장악하기 위한 기업들의 노력은 실로 눈물겹습니다. 하지만 이 그린마켓도 진짜일까요? 겉으로만 그린이고 속은 빨강인지 모릅니다. 그들은 자신들이 생산하고 있는 제품을 어떻게든 '그린'에 짜맞추기 위해 안간힘을 쓰고 있습니다. 화학 성분으로 가득 찬 화장품의 라벨에도 천연 성분이라는 글자가 버젓이 적혀 있곤 합니다. 하지만, 홍보와 마케팅은 법으로 정해진 가이드라인이 없어 소비자들은 더욱 혼란스럽습니다. 이런 혼란 속에서 현명하게 제품을 선택하기 위해서는 우리 스스로 에린 브로코비치가 될 수밖에 없습니다. 우리는 소중하니까요!

돌다리도 두드려보고 건너라!

먼저, 여러분이 지금 사용하고 있는 모든 화장품과 개인 생활용품의 성분을 살펴볼까요? 글씨가 작아 잘 안 보인다고요? 할머니의 돋보기를 잠시 빌리더라도 꼼꼼히 살펴보길 바랍니다.

사람들은 보통 '대기업과 명품 브랜드, 저명한 병원에서 내놓은 상품들인데 안전성을 따지지 않았겠어?', '식약청에서 검사도 하지 않았는데

시장에 나올 수 있겠어?'라고 생각하기 마련입니다. 하지만 안타깝게도, 틀렸습니다. 우리나라 식약청은 미백, 주름 개선, 자외선 차단 효과의 기능성 화장품에 대해서만 사전 심사를 하며, 나머지 화장품은 화장품법, 화장품 시행규칙 등에 정해진 사항을 준수하여 제조, 수입, 판매하라고 '권고'만 하고 있습니다. 거기에다가 현행 화장품법에 의하면, 부적합 제품에 대한 회수 의무는 있지만 의무 불이행에 대한 처벌 규정은 없습니다. 한국소비자보호원에 신고된 화장품 부작용 사례는 2004년 211건에서 2008년도에 994건으로 무려 4.7배가 증가했다고 하는데도 말이죠.

허술하기 짝이 없는 현행 규칙이 이런 결과를 낳은 건 아닐까요? 이에 식약청 관계자는 "화장품 규제 조치 대상은 877건으로 179개는 조치가 진행 중이며 나머지 600여 개에 대한 시정 조치도 취할 예정"이라고 해명했지만 정확한 시기와 방법은 밝히지 않았습니다. 결국 튼튼해 보이는 돌다리도 하나하나 두드려보고 건너라는 속담처럼, 아무리 비싸게 산 유명 회사의 제품이라도 소비자 개인이 꼼꼼히 따져볼 수밖에 없습니다.

선진국의 환경단체들은 화장품 안전성에 대한 여러 가지 연구 결과를 활발하게 발표하고 있습니다. 미국의 환경단체인 EWG Environmental Working Group에 의하면 미용용품에 사용되는 1만 500개의 성분 중 단지 11퍼센트만 안전성 테스트를 받는다고 합니다. 또 유럽에서는 금지된 1만여 개의 성분이 미국에서는 안전한 제품으로 버젓이 판매되고 있다고 합니다. 화장품 안전성에 대해 까다롭기로 유명했던 일본 역시 전 성분 표시제 실시 이후 오히려 성분 사용에 대한 규제가 완화되어 신뢰도가 떨어졌다고도 합니다. 지역별, 국가별로 이렇게 규제나 허용 정도가 모두 다르니 믿을 것은 우리의 똑똑한 눈밖에 없습니다. 그러니, 당장 돋보기를 쓰고 성분표를 꼼꼼히 체크해보세요!

최근, 이러한 위기를 실감해 상품의 진실을 알리려는 목소리가 높아지고 있습니다. 책들은 앞다투어 식품, 화장품, 제약 등의 성분, 생산과정, 유통 등의 비밀을 폭로하고 있고요. 우리나라 식약청은 화장품 안전 정보 서비스cosmetics.kfda.go.kr 사이트를 통해 안전한 화장품 사용을 위한 가이드라인을 제공하고 있습니다. 또 화장품에 들어간 전 성분 표시제 관련 법안이 통과되어 2008년 10월 18일 이후부터 시행되고 있습니다.

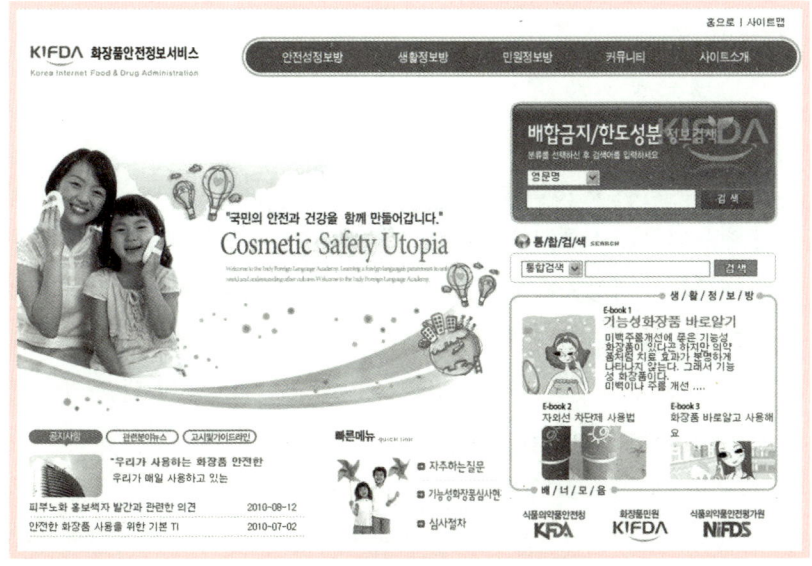

식약청 화장품 안전정보 서비스 사이트

구입하는 혹은 구입한 화장품에 들어간 모든 성분이 라벨에 제대로 표시되어 있는지 확인하세요.

좀 더 '자각'의 힘을 발휘해볼까요? 최근 이슈가 되고 있는 동물실험 폐지에 대해서입니다. 유럽은 유럽대체실험검증센터를, 미국은 대체실험검증위원회를, 일본은 일본대체실험검증센터를 세워 동물실험을 없애고 있는 추세라고 하네요. 왜 동물실험이 문제일까요? 검색창에 '동물실험'이라는 키워드만 입력해도 답이 보입니다. 우리의 피부를 위해 고통받고 있는 동물들의 사진을 쉽게 만날 수 있기 때문이지요. 자신의 삶은 없이, 실험실에서 목숨을 다해야 하는 동물들을 위해서라도 동물실험을 거친 화장품은 되도록 사용하지 않는 것. 그것이 바로 자각하는 소비가 아닐까요?

Red Card, Yellow Card

그 이름도 생소한 성분들, 어떻게 걸러내야 할까요? 우선 석유화학 성분이 함유되었는지 체크해보세요. 상상도 못 할 일이지만, 우리가 사용하는 대부분의 화장품에 원유를 기본으로 한 화학 성분이 들어가는 것은 분명한 사실입니다. 이들은 우리 몸과 지구에 나쁜 영향을 끼치는 것으로 알려져 있지만, 성분 제조가 간편하고 생산 단가도 저렴해 거의 모든 화장품과 생활용품에 널리 사용되고 있습니다. 이 성분들은 우리 몸은 물론 지구와도 소통하지 못합니다. 본질적으로 우리의 DNA와 코드가 전혀 맞지 않으니까요. 피부를 통해 몸속에 침투한 화학 성분들은 왕따 취급을 받고 몸에 쌓이게 되며, 결국 화학반응을 일으켜 우리 몸에 부정적인 영향을 끼치게 됩니다.

지금 당장, 화장대에 있는 화장품 하나를 들어 성분표를 읽어보세요. 아마 깜짝 놀라게 될 거예요. 거의 모든 성분이 화학 전공자도 모를 정도로 어려운 이름일 테니까요. 하지만 너무 놀라지 마세요! 화학 성분이라고 무조건 나쁜 것은 아니며, 우리 몸은 스스로를 지킬 수 있는 능력을 가지고 있으니까요. 바로 지금, 성분표를 읽기 시작했다는 것만으로도 지속 가능하게 섹시해질 수 있는 가능성이 한 걸음 더 앞으로 나간 것입니다.

하지만 어떤 성분인지 분석하고, 모두 외우기는 힘들죠? 아래의 성분표를 기준으로 가장 피해야 할 것부터 차근차근 기억하세요. 레드 카드로 선정된, 가장 주의해야 할 7가지 성분이 우선 기억해야 할 리스트입니다. 이들은 우리 몸에 아주 치명적인 성분으로, 하루빨리 화장품을 이루는 성분에서 퇴장시켜야 할 선수들이기 때문이죠. 특히 적색 표시는 식약청에서도 배합 금지 성분으로 판정한 것입니다. 그다음으로는 옐로 카드를 받을 선수들이 등장합니다. 당장은 아니지만, 이 역시 빠른 시간 내에 퇴장시켜야 할 선수들입니다.

RED CARD 7

1. 콜타르 및 정제 콜타르 coal tar _ 발암물질로 알려져 있는 콜타르는 주로 비듬 방지 샴푸와 가려움 방지 연고에 사용됩니다.

2. 향료 fragrance _ 아주 흔하게 쓰이는 성분입니다. 프탈레이트 phthalates로 바꿔서 사용 가능한데, 플라스틱의 유연성, 투명성, 지속성, 연장성을 더하기 위한 화학제로 만들어졌습니다. 미국의 식품의약국에 따르면, 피

부에 문제를 일으키는 가장 큰 원료는 화장품에 사용되는 각종 향료라고 합니다. 향료는 인공적으로 향을 내기 위해 사용되지만 임신 결함, 정자 손실, 불임, 남아의 여성화 등을 유발하는 것으로 알려져 있습니다. '무향unscented'은 향기가 없다는 뜻이지만, 향을 없애기 위해 화학 처방을 했을 수도 있습니다. '무향료fragrance free'는 향을 내는 원료를 사용하지 않았다는 뜻이니 잘 구별하세요.

3. 히드로퀴논hydroquinone_ 4-벤질옥시페놀, 4-메톡시페놀, 4-에톡시페놀, 히드로퀴논모노벤질에텔 등 다양한 변종을 가진 히드로퀴논은 화이트닝 제품에서 쉽게 발견됩니다. 신경 독과 알레르기 반응을 일으키는 물질이니 조심하세요.

4. 피리치온 알루미늄 캄실레이트pyrithione aluminum camcilate_ 아이섀도의 색을 내거나 데오도란트에 주로 쓰입니다. 이름처럼 발암물질, 맹독성, 돌연변이를 일으킬 수 있습니다.

5. 트리클로산triclosan_ 항박테리아 성분으로 대부분의 비누, 치약, 화장품 등에 추가됩니다. 바이러스 공포 마케팅 덕에 엄청나게 팔리고 있지만 지금까지 트리클로산의 의학적 혜택은 어떤 근거 자료에서도 밝혀지지 않았습니다. 오히려 트리클로산을 지나치게 사용하면 우리 몸의 자연방어 기능은 점점 힘을 잃게 될 것입니다.

6. 파라페닐렌디아민P-phenylenediamine_ 우리를 속이는 별명들인 1, 4-벤젠디아민, p-페닐디아민, 4-페닐렌디아민 등으로 바뀌어 염색약에 첨가됩니다. 식약청이 일정 한도 내에서의 사용을 허용한 성분이긴 하지만, 신경조직을 손상시킬 수 있고 폐에 자극을 주거나 치명적인 알레르

기 반응을 일으킬 수 있습니다.

7. 납과 수은 및 그 화합물lead, mercury_ 납과 수은이라고 표기되면 당장 알아차릴 수 있을 테지만, 이 역시 'hydrated silica'라는 교묘한 단어로 포장되어 치약에 들어갑니다. 수은 또한 'thimerosol'이라는 다른 이름으로 바뀌어 화장품 보존제로 사용됩니다. 이 악동들은 발암물질을 함유하고 신경계와 내분비계를 교란시킵니다. 게다가 서로 만나서 결합되어 알 수 없는 돌연변이를 일으키거나 간과 신장을 괴롭히기도 합니다.

YELLOW CARD 5

1. 파라벤paraben_ '메틸, 에틸, 프로필, 부틸'로 시작하거나 이소부틸 파라벤, 파라옥시안식향산에스텔이라는 이름을 가지고 있는 것 모두 파라벤입니다. 식품·화장품 보존제로 쓰이는 파라벤의 경우 남성 정자 수 감소, 세포 내 DNA 공격, 여성 생식 기능 이상, 유방암 발생 가능성 등 인체에 끼치는 심각한 유해성 때문에 잼, 간장 등 식품 방부제로는 사용이 금지됐습니다. 하지만 우리나라 식약청에서는 화장품에 소량 사용을 허용하고 있으니 전 성분표를 주의해서 살펴야 하겠지요. 특히 '지워지지 않는 립스틱'이라면 파라벤을 함유하고 있을 가능성이 높으니 주의하세요.

2. 미네랄 오일mineral oils_ 페트로럼이나 파라핀 왁스(젤)로 명시되어 있습니다. 로션이나 베이비 오일 등에서도 흔히 볼 수 있는 성분이고 미네랄이라는 이름 때문에 피부에 좋은 성분이 아닐까라는 착각을 일으키기도 하지만, 피부 호흡과 수분 흡수를 차단하여 오히려 피부를 빨리 늙게 할 수 있다고 합니다.

3. 이소프로필 알코올 isopropyl alcohol _ 흔하게 쓰이는 성분으로 피부의 표면을 벗겨내어 병균이나 독소에 노출시키고, 색소를 생기게 하거나 피부 노화를 촉진합니다.

4. 소듐 라우릴 황산염 sodium lauryl sulfate & 소디움 라우레스 황산염 sodium laureth sulfate _ 차의 브레이크 윤활유와 부동액에 사용되면서 동시에 화장품과 치약, 헤어 제품 등의 생활용품에 흔하게 쓰이고 있습니다. 외국의 환경단체에서는 발암물질로 여기고 있으나 아직까지 활발히 사용되고 있습니다. SLS, SELS로도 표기되며 합성 계면활성제 중 하나입니다.

5. 합성 계면활성제 _ 세정 작용을 하는 거의 모든 화장품과 생활용품에 사용되는 '합성' 계면활성제는 더러움과 때를 벗기다 못해 우리 자체의 피부와 머리를 보호하는 유지를 씻어내어 피부막을 파괴합니다. 무너진 피부막은 수분 증발과 노화를 촉진시키고 혈류 속으로 유해 화학 물질이 흡수되도록 하지요. 라우레스설페이트, 라우릴설페이트, 디에탄올아민 DEA, 모노에탄올아민 MEA, 트리에탄올아민 TEA, 코카미도프로필베타인, 글리세릴라우레이트 등의 성분이 표시되어 있으면 합성 계면활성제가 들어갔다는 증거입니다. 거품이 풍부한 것은 더 많은 화학 성분이 함유됐다고 생각하세요.

이외에도 포름 알데히드 보존제, 토코페롤 아세테이트, 벤질 알코올 등 주의해야 할 성분들이 꽤 있습니다. 아래의 성분들은 여러 화장품 관련 도서에서 공통적으로 금지하고 있는 성분들입니다.

화장품 구입 시 주의해서 체크해야 할 성분

• 디부틸히드록시톨루엔DHT • 미네랄 오일 • 부틸하이드록시아니솔BHA • 소르빈산 • 아보벤젠, 파르솔 1789, 부틸메록시디벤조일메탄 • 옥시벤존, 벤조페논-3 • 이미다졸리디닐유레아 • 디아졸리디닐유레아 • 디엠디엠히단토인 • 이소프로필메틸페놀, 이소프로필크레졸, o-시멘-5-올 • 이소프로필알코올, 프로필알코올, 프로페놀, 이소프로페놀, 러빙알코올 • 인공 향료 • 티몰 • 트리에탄올아민TEA • 트리이소프로파놀아민 • 트리클로산 • 페녹시에탄올 • 폴리에틸렌글리콜PEG • 호르몬류(에스트로겐, 난포호르몬, 에스트라지올, 에니틸에스트라지올) • 합성 착색료(황색 4호, 적색 219호, 황색 204호, 적색 202호 등)

슬픈 현실이지만, 우리가 매일 사용하는 화장품과 생활용품 안에는 많은 종류의 유해 성분이 함유되어 있을 것입니다. 레드 카드를 받은 7가지 성분을 먼저 체크하고, 그 성분이 함유된 제품은 당장 버리세요. 옐로 카드를 받은 제품이 있다면 다 쓰고 난 후 다시는 구입하지 않는 것이 좋습니다.

상품의 포장지에 버젓이 사용되고 있는 '내추럴', '순수', '자연', '식물성'이라는 문구에 현혹되지 말고, 포장지 뒷편의 성분표시를 가장 먼저 살펴보세요. 이름값 못하는 상품들이 대부분일 것입니다. 국내에는 아직 이런 단어들을 사용할 수 있는 기준이 모호하기 때문에 특별한 규제 없이도 누구나 사용할 수 있습니다. 하지만 이제 안심하세요. 식품의약품안전청에서 '유기농 화장품 표시·광고 가이드라인(안)'을 마련해 '유기농'이란 단어가 붙어 있는 제품은 예전보다는 믿을 수 있게 되었습니다. 이것 역시 100퍼센트 유기농이 아니긴 하지만요.

 에코칙 팁 나와 지구를 위한 화장품 고르기

- 화장품과 생활용품을 구입할 때 성분표를 꼼꼼히 읽으세요!
- 레드 카드 퇴출 선수와 옐로 카드를 받은 선수들도 주의하세요! 수첩이나 휴대폰에 저장해두면 잊지 않고 어디서나 비교할 수 있을 거예요.
- 레드 카드와 옐로 카드를 받은 선수 명단에 없는 성분이더라도 꺼림칙하다면, EWG의 화장품 성분 데이터 사이트 www.cosmeticsdatabase.com 에서 확인하세요. 각 성분들의 독성을 쉽게 알아볼 수 있답니다. 0부터 10까지 숫자로 안전도를 표시해 두었는데, 숫자가 높을수록 유해하다는 뜻입니다.
- 성분이 가장 적게 들어간 제품을 구입하세요.
- 유해 성분이 들어간 제품을 화장실이나 하수구에 쏟지 마세요. 우리 지구도 병듭니다.

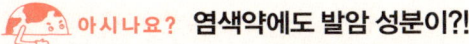 **아시나요? 염색약에도 발암 성분이?!**

짙은 색, 특히 검정 염색약이 더 유해하다고 합니다. 검정색 염색약으로 자주 염색하는 사람이 방광암에 더 쉽게 노출된다는 연구 보고가 나왔기 때문이죠. 그러므로 염색 전에 간단하게라도 알레르기 반응 테스트를 잊지 마세요. 또 안전한 것으로 나왔다고 해서 100퍼센트 안심하지 마세요! 염색약의 알레르기 반응 테스트가 모두에게 다 맞는 것은 아니니까요. 알레르기에 반응한다거나 임산부, 생리 중인 분들은 친환경 염색약이나 헤나로 염색할 것을 권장합니다.

*Safe zone에서 마음껏 고르기

윤리적인 기업, 양심 있는 생산품

사람과 사람, 소비자와 기업. 이 모두가 마음과 영혼으로 통하면 진실을 나눌 수 있겠죠? 쇼핑할 때 제품을 만든 회사의 비전, CEO의 기업 정신, 생산하고 있는 다른 제품을 꼼꼼히 살펴보세요. 우리가 사람을 사귈 때 그 사람의 가족, 취미, 꿈, 친구 등을 알고 싶어 하는 것처럼요. 꼼꼼하게 고르고 필요에 의해 구매하면 만족감은 배가 되고, 돈도 훨씬 절약할 수 있습니다. 싼 가격 때문에 아무런 생각 없이 손에 쥔 여러 개의 상품 대신, 고민해 고른 단 하나의 상품이 더 큰 가치를 지닐 수 있답니다. 물론 우리의 지속 가능한 섹시함과 지구의 건강한 미래에도 한몫을 할 거예요.

요즘은 쿨하게 양심선언을 한 기업들이 양심에 맞는 화장품과 생활용품들을 생산하고 있습니다. 먹을 수 있을 만큼 안전한 원료, 아기가 발라도 될 정도로 안전한 화장품을 생산하는 업체들을 우리는 종종 발견합니다. TV 광고에 자주 등장하거나 유명 연예인이 사용한다는 정보보다는 지속 가능함과 건강을 염두에 두고 있는지를 살펴보세요. 진실을 볼 수 있는 자각력이 절실히 요구되는 때입니다. 화장품 하나하나에도 말이죠.

믿을 수 있는 뷰티 브랜드들

미애부(www.miev.co.kr)

친환경, 발효, 화학 성분 무첨가를 모토로 화장품, 보디용품, 헬스 식품을 제조하는 회사입니다. 0.01퍼센트의 합성 화학 성분도 함유하지 않은 국내 최초의 발효용법 화장품 라인으로 이미 고정 팬들도 많답니다. 가격대도 합리적이고요. 미애부 뷰티존에서 제품 구매 전에 무료로 체험할 수 있는 이벤트를 하루에 4번 진행하고 있으니 예약 후 모든 제품을 체험해보는 것을 추천합니다.

오리덤(www.oriderm.co.kr)

동원 미즈 한의원에서 개발한 천연 한방 화장품의 이름입니다. 95퍼센트의 천연 한방 성분으로 제조된 기능성 라인으로 홈페이지에서 전문가와 상담한 후 이용할 수 있습니다.

산돌여성 모임(02-3491-8746)

천연 한방 재료만을 사용해 직접 화장품을 만듭니다. 평범한 소비자들이 만드는 것이니 더욱 믿을 만하지요. 생협과 한살림에서 구매 가능합니다.

스킨큐어(www.skincure.co.kr)

생산하는 화장품의 전 성분을 공개하고, 식약청 인증을 받은 정직한 친환경 화장품입니다. 100퍼센트 환불을 보증할 정도로 자신 있는 제품만을 생산하는 곳입니다.

에코케어(www.ecocare.kr)

대나무 수액으로 만든 친환경 화장품 라인을 만날 수 있는 곳입니다. 이곳 역시 100퍼센트 환불을 원칙으로 하고 있습니다.

수은 립스틱, 얼마나 위험할까?

EWG은 2007년 립스틱의 수은 함량에 대한 철저한 재조사를 FDA에 의뢰했습니다. 질질 끌며 조사를 미뤄왔던 FDA는 2009년 적색 립스틱의 수은 함량 결과를 발표했는데, 결과는 놀라웠습니다. 적색 립스틱에 함유된 수은이 무려 3.06피피엠으로 EWG의 자체 조사에서 나왔던 0.65피피엠보다 4배나 높았기 때문이죠. 립스틱의 평균 수은 함량은 1.07피피엠으로 0.1피피엠의 함량 규제를 받는 사탕보다 10배나 높습니다. 하루빨리 립스틱에 대한 수은 규제 용량이 법으로 통과되기를 바랍니다. 그때까지 우리가 할 수 있는 간단한 생활 규칙은 무엇일까요?

- 되도록이면 립스틱을 바르지 않습니다. 하지만 립스틱을 발랐다면 음식을 먹기 전, 키스하기 전에 깨끗이 닦아내는 노력을 해보세요.
- 화장품 안전성 캠페인을 시작하거나 지원합니다.
- 미성년자에게는 절대 립스틱을 선물하지 않습니다.

〈뉴욕 타임스〉에서 발견한 '수은 없는 립스틱' 리스트는 그야말로 행운입니다. 국내에서도 흔히 구할 수 있는 제품들도 많으니 쇼핑할 때 꼭 참고하세요! 바디샵의 Lip Color Garnet, 크리니크의 Long Last Lipstick Merlot, 크리스찬 디올의 Replenishing Lip color Red Premiere, 에스티 로더의 Maraschino, 레브론의 Superlustrous Bed of Roses 등입니다.

 에코칙 팁 보다 안전한 화장품 구입법

- 명품 & 수입 & 비싼 화장품의 현란한 마케팅에 지갑을 열지 마세요!
- 적극적인 테스트 후 제품을 구매하세요. 샘플을 먼저 사용하는 습관을 가져보는 건 어떨까요?
- 유기농, 친환경, 내추럴, 자연이라는 문구에 절대 안심하지 마세요.

 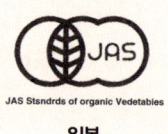 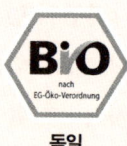 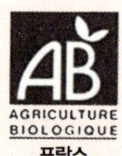

미국   일본   독일   프랑스

• 인증 마크를 무조건 믿지 마세요. 사설 인증 마크는 상대적으로 공신력이 떨어집니다. 국가 기관에서 책임지고 관리한 유기농 인증 마크를 꼭 확인하세요!

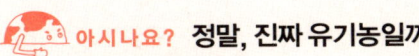 **아시나요?** **정말, 진짜 유기농일까?**

유기농 함량의 비밀을 밝혀라!

유기농 성분이 몇 퍼센트나 들어 있어야 유기농 제품으로 인정받을 수 있을까요? 물과 소금을 제외한 원료 성분의 95퍼센트 이상이 유기농 원료일 때에만 가능한 일입니다. 크림·로션은 내용물의 전체 성분 중 95퍼센트 이상이 천연 원료를 사용해야 하고, 그중 유기농 원료가 10퍼센트 이상 함유되어야 하고요. 스킨·오일 등 액상 화장품의 경우 물과 소금을 제외한 전체 구성 성분 중 70퍼센트 이상이 유기농 원료로 구성되어야 합니다. 하지만 유기농 제품에도 화학 성분이나 인증받지 않은 성분이 함유될 수 있으니, 식품의약품안전청 홈페이지의 '유기농 화장품 표시·광고 가이드라인'을 꼼꼼히 살펴보세요.

친환경(Natural) vs 유기농(Organic)

보통 유기농 인증 마크가 붙어 있으면 유기농 제품이라 생각하지만, 정확하게는 재배 과정부터 화학비료나 농약 등 화학 성분을 전혀 사용하지 않아야 비로소 제대로 된 유기농 화장품이라 할 수 있습니다. 예를 들어, 친환경 화장품은 녹차, 레몬 등 자연에서 얻은 천연 원료에서 추출한 성분이 첨가된 제품을 말하는데요. 이때 재배 환경과 상관없이 녹차가 소량이라도 첨가되어 있다면 친환경 화장품이라는 명칭을 사용할 수 있다고 합니다. 반면, 유기농 화장품은 재배 과정에서부터 화학비료와 농약 등 화학 성분을 사용하지 않는 농법으로 재배된 원료를 사용해야 하며, 유전자 변형을 거치거나 동물실험을 요구하는 성분을 사용하면 안 된다고 합니다.

유기농 인증 마크를 꼭 확인하라!

유기농 인증 마크는 제품의 유기농 퀄리티를 알 수 있는 지표입니다. USDA는 비료, 제초제, 살충제, 유전자 변형 생물체, 독성 강한 화학제를 사용하지 않았다는 대표적인 국제적 인증 마크입니다. 선진국 소비자들은 이 인증 마크가 없으면 구입을 안 할 정도라고 하네요.

반면 에코서트는 USDA 인증과 조금 다릅니다. 에코서트는 벤조산 Benzoic acid, 살리실산 Salicylic acid 등의 보존제라도 5퍼센트 이내라면 사용이 가능한데, 제품의 총 성분 함유량 중 5퍼센트 이상의 유기농 성분을 함유하고, 나머지 95퍼센트가 천연 성분을 함유한 물질이면 인증을 받을 수 있다고 합니다. 또 에코서트는 물을 포함한 원료를 대상으로 하지만, USDA는 물과 소금을 제외한 나머지 원료를 대상으로 하는 등 방식의 차이가 있습니다. 현재 국내에는 USDA 인증을 받은 제품보다 에코서트 인증을 받은 화장품의 수가 상대적으로 많은 편입니다.

이 밖에도 유기농 인증 마크로는 독일에서 출발해 EU의 대표적 인증 마크가 된 BDIH와 뉴질랜드의 BioGro 등이 있으며, 이 기관들은 화장품에 들어가는 성분, 화장품 완제품, 화장품이 만들어지는 생산 시설 등에 각기 다른 인증 기준을 두고 심사를 하고 있습니다.

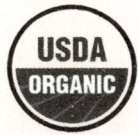 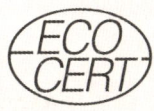 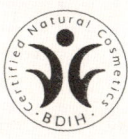 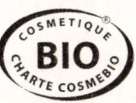

*유명 스파 부럽지 않은 셀프 & 내추럴 에스테틱

할머니 곳간 속 재료들로 만드는 최고의 처방전

우리 할머니, 또 그 할머니의 할머니들은 자연의 재료를 그대로 화장품처럼 사용하셨습니다. 그분들이 지금의 화장품들을 상상이나 하셨을까요? 향기로운 살구씨 오일로 몸에 윤기를 내고, 저민 오이로 흰 피부를 유지했으며, 율무 가루로 피부 뾰루지를 다스렸습니다. 먹고 바르는 것으로 피부를 윤이 나게 가꾸셨지요.

우리 조상들이 사용했던 자연 속 슬기들이 현대의 기술과 만나 업그레이드된 효능을 내고 있습니다. 외국의 베스트 스파들이 이런 재료를 재발견하여 적극 재현하고 있기 때문이죠. 지금 뉴욕에서는 자연 재료를 대체 미용에 사용하는 팜에스테틱Farmaesthetics 열풍이 불고 있습니다. 물론 이들은 집에서도 충분히 혼자 할 수 있답니다. 몸과 마음, 정신을 아우르는 자연 재료에는 어떤 것이 있는지 한번 알아볼까요? 참, 이런 천연 재료들은 피부에 따라 알레르기 반응을 일으키는 것도 있으니, 사용 전 반드시 팔목 안쪽에 패치 테스트를 하세요.

- 귀리_ 귀리(오트밀) 속의 베타 글루칸과 수용성 화이버는 피부의 표면에 얇은 수분 보호막을 형성, 피부를 진정시키고 촉촉하게 만들어줍니다. 얇은 헝겊에 유기농 귀리를 싸서 따뜻한 물에 담갔다가 4~5번 꼭 짜줍니다. 물이 뿌옇게 되면 그 물을 얼굴에 뿌려주고 그대로 말려주세요.
- 호두_ 기름이 풍부해 피부에 닿는 느낌이 부드러운 호두는 각질을 제거하는 데 뛰어난 천연 재료입니다. 벗긴 호두 4분의 1컵에 올리브 오일 2분의 1컵, 꿀 1큰술을 믹서에 넣고 느린 속도로 섞습니다. 굵은 입자가 남을 정도로 갈아 손과 발에 문지르며 마사지하고, 노래 한 곡 부른 후에 따뜻한 물로 헹궈줍니다.
- 오렌지_ 오렌지의 산성 물질이 각질을 부드럽게 만들어 팔과 발뒤꿈치, 무릎의 각질을 제거해줍니다. 오렌지 2분의 1개를 즙을 낸 다음 설탕 4분의 1컵, 올리브 오일 4분의 1컵을 넣고 잘 갭니다. 남은 오렌지를 뒤꿈치와 무릎에 문지른 후 만들어놓은 오렌지 크림을 그 위에 바르고, 15~30분 동안 부드러운 수건으로 문지르며 각질을 제거합니다. 그 후 온수로 헹굽니다.

▫ 우유_ 우유의 락틴산이 각질을 제거하고, 자연 지방은 피부에 자연스러운 수분을 부여합니다. 특히 건조하고 민감한 피부에 좋습니다. 뜨거운 물로 전신욕을 할 때 우유 4리터를 부어보세요. 악건성, 민감성, 버짐과 습진이 있다면 강추!

▫ 달걀_ 달걀의 고단백질이 머리카락의 탄력과 윤기를 강화합니다. 달걀 1개, 코코넛 오일 2큰술, 참기름 2큰술을 섞어 건조한 머리카락에 바른 후 스팀타월로 감쌉니다. 5~10분 후 샴푸해 헹궈냅니다.

▫ 포도_ 포도의 표면에서 나오는 천연산이 각질을 부드럽게 제거해줍니다. 포도 몇 알을 반으로 자른 후 세안한 얼굴에 10초 정도 문지르고 미지근한 물로 씻어냅니다.

인기 집중! 뉴욕 G스파의 커피 스크럽

아침에 마신 커피 찌꺼기를 무심코 버리셨나요? 커피 전문점 문 앞에 놓여 있는 커피 찌꺼기를 그냥 지나치셨나요? 커피는 각질을 제거해서 피부를 매끄럽게 할 뿐 아니라 남아 있는 카페인이 땀구멍을 조여주고 팽팽하게 합니다. 타일랜드와 인도네시아 발리의 스파에서 내려온 커피 스크럽이 뉴욕의 G스파에서 많은 인기를 끌고 있다는 사실! 오늘부터 커피 찌꺼기를 보시면 가방에 꼭 챙겨 넣으세요.

▫ 커피 스크럽_ 올리브 오일 4분의 1컵, 바닐라 1작은술(생략 가능), 설탕 1컵, 에센셜 오일 15방울, 커피 찌꺼기 2분의 1컵을 크림 상태가 될 때까지 잘 섞어줍니다. 이렇게 완성한 커피 크림을 온몸에 바

르고 부드럽게 문지른 다음 미온수로 헹궈냅니다. 남은 크림은 1~2주일 동안 상온 보관이 가능하니 빈 통에 담아두고 사용하세요.

로마 A 스파의 버라이어티 마스크

이탈리아의 로마에도 G 스파처럼 천연 재료를 사용한 마스크로 인기가 높은 곳이 있습니다. 바로 A 스파인데요. 자체 화장품으로도 유명할 만큼 에코 뷰티에 대한 연구를 꾸준히 이어오고 있답니다.

- 탱탱 마스크_ 레몬 2분의 1개 분량의 주스에 달걀 흰자 1개를 잘 섞어 3분 동안 둡니다. 눈가를 제외한 얼굴에 골고루 바른 후, 30분간 휴식을 취한 다음 미온수로 헹궈주세요.
- 맑을 淸 마스크_ 오이 간 것 2분의 1컵에 아보카도 간 것 2분의 1컵, 달걀 흰자 1개, 분유 2작은술을 잘 섞은 후 얼굴과 목에 원을 그리며 발라줍니다. 30분가량 그대로 두었다가 미온수로 헹군 후 냉수로 마무리합니다.
- 복사꽃 마스크_ 잘 익은 복숭아 1개와 달걀 흰자 1개를 잘 섞어서 얼굴 전제에 골고루 바릅니다. 30분간 휴식 후 냉수로 헹궈주세요.
- 내추럴 웨이브_ 바다소금 1큰술과 유기농 라벤더 오일을 10방울 첨가한 따뜻한 물 250그램을 스프레이 통에 담고 젖은 머리에 뿌립니다. 그 후 자연 바람으로 말리며 털어주면 자연스럽게 웨이브가 살아난답니다.

악건성 피부를 위한 최고의 처방전

뉴욕 대학의 피부과 교수 지넷 그라프Jeannette Graf는 피부에 사용하는 여러 종류의 화장품에 대해 끝없이 경고를 해왔습니다. 특히 악건성을 가진 여성들이 여러 종류의 보습제를 사용하는 것을 안타깝게 생각합니다. 수많은 보습제를 물리치고 그녀가 제안하는 방법은 바로 마요 베이비! 보드랍지 못한 살결, 겨울만 되면 갈라지고 일어나는 보디 피부가 고민이라면 당장 냉장고로 달려가세요.

☐ 마요 베이비_ 마요네즈 2큰술에 베이비 오일 1작은술을 섞은 후 얼굴, 목, 무릎 등의 메마른 곳에 발라 마사지해줍니다. 20분 동안 휴식을 취한 후 미온수로 헹구면 진주처럼 빛나는 피부가 완성됩니다.

 에코칙 팁 에코칙의 뷰티 라이프

- 할머니의 미용법을 세심하게 관찰해 할 만한 것을 직접 따라 해봅니다.
- 몸에 좋은 것은 미용에도 좋다는 것을 자각하세요.
- 화장품은 무향·무취가 기본! 향을 첨가했다고 쓰여 있는 화장품은 아예 쳐다보지도 않습니다. 인공 향을 내는 성분은 알레르기 반응을 일으키는 원인 중 하나이기도 하니까요.

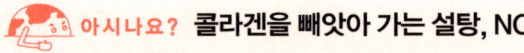 **콜라겐을 빼앗아 가는 설탕, NO!**

탱탱한 피부와 탄력 있는 몸매를 원하세요? 방법은 간단합니다. 설탕을 피하면 OK! 설탕이 분해되며 일어나는 화학작용인 글리케이션은 피부에 탱탱함을 주는 소중한 콜라겐을 분해합니다. 설탕뿐 아니라 희고 보들보들한 빵, 국수, 쌀밥, 프렌치 프라이, 탄산음료 등은 여드름을 일으킬 뿐만 아니라 노화의 도화선이 됩니다. 콜라겐 유지를 위해 우리는 곰국과 도가니탕, 기능성 드링크를 마시지만 이것보다는 이미 가지고 있는 콜라겐을 지키는 것이 더 효과적이지 않을까요?

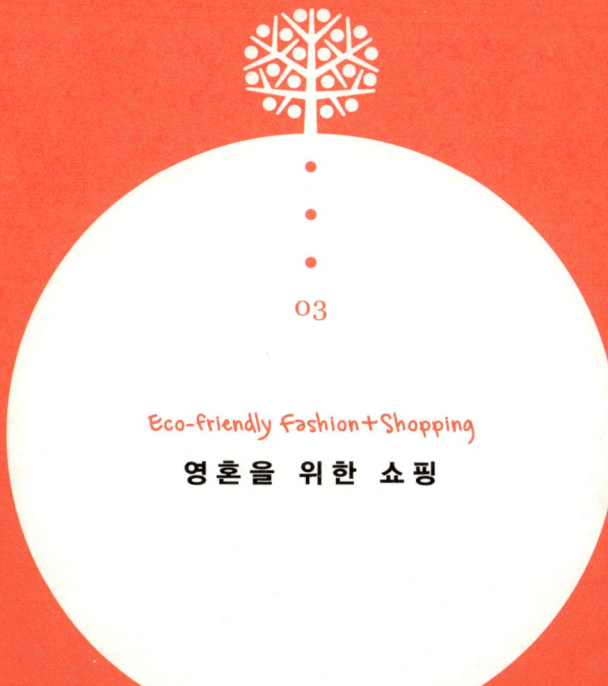

03

Eco-friendly Fashion+Shopping
영혼을 위한 쇼핑

환 경 자 각
QUIZ

1 다음의 라이프스타일 중 가장 친환경적인 의생활 첫 단계는 무엇일까요?
   a. 지금 나의 의류를 유기농 직물로 만든 옷으로 바꾼다.
   b. 유행을 타지 않고 좋은 질감으로 만든 옷을 구입한다.
   c. 구입보다는 일단 나의 옷들을 정리하고 맞추어본다.
   d. 내 옷들을 구세군에 갖다준다.

2 다음 중 공정무역 제품을 구입하는 이유는 무엇일까요?
   a. 가격이 저렴하니까
   b. 유기농 원단으로 만들어졌으니까
   c. 노동 착취가 없는 공장에서 만들어졌으니까
   d. 원단이 훨씬 견고하니까

3 다음 중 가장 친환경적인 원단은 무엇일까요?
   a. 대나무   b. 마   c. 견   d. 유기농 면

4 한 장의 티셔츠를 만드는 데 얼마나 많은 살충제, 농약 등의 화학제가 첨가 될까요?
   a. 151그램   b. 453그램   c. 1.36킬로그램   d. 2.27킬로그램

5 다음 중 가장 환경에 영향을 끼치는 의생활 스타일 과정은 무엇일까요?
   a. 제작   b. 유통   c. 세탁   d. 원료 뽑기

1_ c
옷을 기부하고 또 사는 것보다는 우선 가지고 있는 옷들을 최대한 이용하여 멋지게 재창조해봅니다. 정말 필요한 쇼핑을 할 때는 유행에 너무 민감한 옷보다는 질 좋고 질리지 않을 스타일로 구입하고요. 지속 가능하게 섹시하게 멋을 낼 수 있는 불변의 법칙이랍니다.

2_ c
커피부터 액세서리까지, 어떤 생산품이건 공정무역 인증을 받은 제품을 구입하는 것은 지역 상인들, 기계공들의 노동력과 투명한 제작 과정을 보호하고 환경과 소비자 보호를 지지하는 값진 행동입니다.

3_ d
a, b, c 모두 화학적 과정을 거쳐야 가공이 완성됩니다. 이 가운데에서는 유기농 면이 가장 지속 가능한 섹시함을 줄 수 있는 선택입니다. 동물의 권익을 생각한다면 견도 유기농 면 다음의 친환경 원단으로 꼽힐 만합니다.

4_ a
일반적으로 면 티셔츠 한 장에는 151그램의 화학제가 들어갑니다.

5_ c
환경에 영향을 끼치는 의생활 스타일 중 70~80퍼센트를 차지하는 것은 바로 세탁 과정입니다. 물을 가열하는 데, 빨래를 말리는 데 엄청난 양의 에너지가 소비되기 때문이지요. 그러므로 세탁 과정을 보다 현명하게 자각한다면 지속 가능하고 섹시한 생활이 가능합니다.

쇼핑이란, 정말 필요한 것을 내 능력의 한도 내에서 구매하는 것!

  지금 세계는 네오 히피neo-hippie라는 새로운 트렌드에 주목하고 있습니다. 네오 히피들은 조상의 정신을 빌려 자급자족, 친환경의 라이프스타일을 추구합니다. 블루진과 셔츠, 터틀넥으로 유명한 빌 게이츠나 스티브 잡스의 패션을 눈여겨본 적이 있나요? 세계에서 손꼽히는 부자가 된 지금도 전형적인 히피였던 그들의 패션 감각은 나아지지 않은 듯합니다. 하지만, 그 누구도 그들을 촌스럽다고 비난하지 않습니다.

  풍족할수록, 지위가 높을수록 지구에 대한 예의를 지키고, 사회에 의무를 다하는 그들의 모습이 평범해 보이는 셔츠와 촌스러워 보이는 터틀넥을 그 어떤 패션보다 트렌디하게 만들어줍니다. 이제 성장에만 치중했던 1980~1990년대의 물질만능주의는 촌스럽습니다. 온몸에 명품을 두르고, 세계에서 가장 비싼 차를 타고 다니는 부자들은 동경의 대상에서 수준 낮은 졸부로 취급됩니다. 물질보다 마음과 영혼의 가치가 더 소중히 빛을 발하는 21세기, 1960년대의 히피들이 열광했던 사랑과 평화가 다시 자리 잡고 있습니다. 너무 편한 것만 추구하다 눈부시게 발전한 물질문명이 오히려 우리에게 해가 된다는 것을 자각하는 물결들이 잔잔하면서도 강렬하게 일어나고 있습니다.

  이번 장에서는 이런 '자각'을 쇼핑에 대입시켜 생각해보려고 합니다. 지속 가능하고 섹시하게 살 수 있는 가장 빠르고 효과적인 방법은 '영혼 있는 쇼핑'이기 때문입니다. 우리 한 사람, 한 사람이 에코칙이 되어 새로운 쇼핑 트렌드를 만들어보는 건 어떨까요?

*녹색이 대세다
Green is the new black

블랙 NO! 그린 YES!

 에코칙에게 패션은 정말 중요합니다. 하지만, 패션이 만들어내는 스타일은 생명력이 짧습니다. 유행이 바뀔 때마다 옷감과 가공 오염물은 계속 쌓입니다. 패스트 패션이 생기고, 공장장들은 더 싼 노동력을 만나기 위해 지구의 구석구석을 돌고 또 돕니다.

 면은 세계에서 가장 많은 화학비료를 사용하는 작물 중 하나입니다. 경작하는 농부, 땅, 물, 새, 곤충들도 함께 오염됩니다. 나일론과 폴리에스테르는 석유화학용품이라 당연히 만들 때부터 에너지를 많이 사용하고, 버려진 후에도 분해가 안 됩니다. 염색은 또 어떤가요. 중금속으로 가득한 염색약은 강과 바다를 오염시킵니다. 여기에 염소 표백은 발암물질을 생산합니다. 이런 옷감들은 암처럼 무서운 병뿐만 아니라 예민한 사람들에게는 현기증, 피부병, 근육통을 일으키기도 합니다. 드라이클리닝할 때 사용되는 독성 물질 중 하나인 퍼클로로에틸렌perchloroethylene은 특히 위험합니다.

 액세서리도 마찬가지입니다. 영화 〈블러드 다이아몬드〉를 떠올려보세요. 다이아몬드를 위해 희생되는 아프리카 노동자들, 가죽을 무두질할 때 사용하는 화학제는 공기와 물을 오염시키고 바다의 생태계를 말살시킵니다. 물론 주위 사람들의 건강은 두말할 필요도 없겠죠. 이렇듯 패션 산업은 지구와 친해질래야 친해질 수가 없습니다.

옷은 두 번째 피부와 마찬가지입니다. 우리의 개성을 나타내주고 생활에 즐거움을 줍니다. 스타일리시한 옷에 열광하고 자신만의 스타일을 찾는 것은, 그러므로 당연한 일입니다. 하지만 우리 몸에 들어가는 음식과 똑같이 옷도 우리와 소통하는 것을 입는 것이 중요합니다. 영혼 있는 쇼핑으로 개인만의 시크한 개성을 드러내는 것만큼 지속 가능하고 섹시하기 방식에 맞는 해답은 없을 테니까요.

에코칙이 되고 싶다면 이런 의문들을 던져보세요. 이 옷들이 내 손에 오기까지 농장, 공장, 숲 등에서 얼마나 많은 공정과 시간을 거쳤을까? 어떤 화학제가 첨가되었을까? 안전한 염료를 썼을까? 당신의 현명한 선택에 난장판이었던 옷장은 정리되고, 착한 기업은 더욱 힘을 얻으며, 지구도 건강해질 수 있답니다. 그렇다고 굳이 환경론자가 되거나 히피가 될 필요는 없습니다. 당신 안에 잠자고 있는 자각이 자신을 더 쿨하고 시크하게 이끌어줄 테니까요.

품질도, 내구성도 좋은 그린 패션

다행스럽게도, 지속 가능하고 에코칙한 패션 철학이 서서히 패션계에 나타나는 추세입니다. 빠르고 지속적인 유행이 생명이었던 패션 산업이 이제는 좀 더 멀리 내다보는 여유를 찾았다고나 할까요? 사람들 안의 진정한 욕구, 소지품에 대한 느낌, 감각, 자각 등에 집중한 에코 디자이너들의 활동 역시 눈부십니다. 스텔라 매카트니를 볼까요? 그녀의 가방과 구두는 모두 가짜 스웨이드나 식물성 특수 옷감으로 만들어집니다. 영국의 디자이너 캐서린 햄닛Katharine Hamnett은 1980년대의 탐욕적 소비의 종말을 보고 생태와 환경을 위한 브랜드를 런칭하기도 했고요. U2의 보노Bono와 알리 휴슨Ali Hewson의 브랜드 이든Edun은 이름부터 재미있습니다. 거꾸로 읽으면 'nude'인 이 솔직한 브랜드는 옷감 선택에서부터 염색, 제조법에 이르기까지 지속 가능한 친환경 정신을 고수합니다.

레인포리스트 액션 네트워크Rainforest Action Network라는 시민단체는 이브 생로랑Yves Saint-Laurent, 알렉산더 매퀸Alexander McQueen, 스텔라 매카트니 그리고 발렌시아가Balenciaga를 포함한 구찌 그룹Gucci Group이 환경을 위하여 종이, 원목을 절약하고 리사이클 원단을 사용하겠다는 협약을 했다고 밝혔습니다. 이전까지의 패션 산업은 지구와 친해질 수 없는 관계였지만, 자각하는 디자이너, 사업가, 소비자 들의 환경 사랑으로 패션업계의 새로운 블랙은 그린으로 물들고 있습니다. 게다가 친환경적이며 기능적이기까지 한 제품들은 우리를 즐겁게 합니다. 자전거로 통근하는 사람들을 위해 기능성 자전거 의류를 만드는 아웃라이어Outlier의 옷과 원단을 보세요. 꼭 자전거를 타지 않아도 스포티한 정장으로 꽤 인기를 끌겠죠? 하지만, 일찍 자각한 브랜드들의 그린 패션은 가격이 만만치 않았던 것이 사실입니다. 가격이 비싼 것은 당연하지만 아무래도 쉽게 접하긴 힘들었죠. 다행스럽게도 최근 들어 중저가의 브랜드들도 소비자들의 요구에 맞춰 그린 패션을 시작하고 있습니다. 예를 들어, 아메리칸 어패럴America Apparel이나 빅토리아 시크릿Victoria's Secret은 유기농 면으로 제작한 속옷을 판매합니다. 미국의 대형 유통센터인 타깃Target과 H&M도 유기농성 옷의 제작 비율을 더 늘려가고 있고요.

우리나라에 부는 오가닉 바람

인도네시아의 밀림을 보호하는 것과 급격히 변하는 기후로부터 지구를 구하려는 노력이 패션과 어떤 상관관계를 가질까요? 일차원적으로 생각하면 아무런 연관이 보이지 않는 트라이앵글이지만, 지구에 닥친 위기를 자각하고 나면 지금 당장 무엇이라도 실천해야겠다는 마음이 들 것입니다. 탄소 발자국을 줄이고, 절약하고 재생하며 재활용할 수 있도록 영혼 있는 소비를 해야 합니다. 그래야 지구가 지속 가능하게, 평등하게, 다문화적으로 보호받으며 우리와 더불어 건강하게 살 수 있으니까요.

물론 어렵지 않습니다. 유기농 티셔츠나 재활용 가방을 드는 것만으로 지구를 위한 첫걸음에 동참하는 것이랍니다. 오가닉 원단의 창시자 케이준컴퍼니에서는 반디스오가닉 www.vandis.kr 이라는 온라인 사이트를 열고 의류를 판매하고 있습니다. 우리나라 최초의 공정무역 의류제작판매업체인 그루 www.fairtradegru.com 에서도 착한 소비를 할 수 있고요. 한번 방문해보는 건 어떨까요?

조금 더 관심을 가진다면, 원단도 잘 살펴보세요. 특히 대마는 항균력과 원적외선 방출, 자외선 및 수맥파 차단, 수분 흡수력과 배출력 등이 과학적으로 입증되면서 건강에 좋은 신비의 섬유로 각광받고 있습니다. 전남 보성에서는 특산물인 보성삼베를 지지하고 있고, 경북 안동은 '안동 오가닉 햄프(안동 친환경 대마)' 사업을 시작했다고 하네요.

에코칙 팁 에코칙의 패션 라이프?

- 일단 장롱을 열어 패션 아이템들을 살펴보면서 한 가지 액세서리를 더하거나 혹은 빼보세요! 몇 년 된 옷도 거짓말처럼 변신한답니다.
- 구제 의류점에 가보세요. 구제 의류는 스타일뿐 아니라 품질도 우리가 상상했던 것보다 훨씬 좋은 경우가 많답니다. 여러 번 빨아서 독성이 제거된 구제옷은 새옷증후군이 있는 사람에겐 뜻밖의 큰 선물이 될 거예요.
- 유기농 면, 대마, 우유, 콩, 해조류 등의 천연 섬유로 만든 의류는 어떠세요? 리사이클링 원단도 활발히 개발되고 있습니다. 페트병, 폴리에스터 제품을 재활용해 만든 섬유는 자원의 활용도가 높을 뿐 아니라 불순물도 깨끗하게 제거되어 품질도 우수하답니다. 생산할 때 에너지를 절감하고 이산화탄소까지 감소시켜준다고 하네요.
- 이미 갖고 있는 옷들을 예뻐해주세요. 관리할수록 더 오래 입을 수 있습니다. 헐거운 단추, 풀어진 실밥, 구멍 난 솔기 등. 실과 바늘만 있으면 수선비 5,000원까지도 절약할 수 있답니다. 돌고 도는 유행에 맞춰 근처의 수선집에서 간단한 스타일로 변형도 가능하겠죠? 더 이상 입지 않는 옷을 친구들과 바꿔 입어보는 것은 어떨까요?
- 드라이클리닝은 지구가 감당할 수 없을 정도의 사치스런 행동입니다. 드라이클리닝에 사용되는 퍼클로로에틸렌, 혹은 퍼크perc라는 유독 화학약품은 발암물질을 함유해 우리와 지구에 치명적일 수 있습니다. 되도

록이면 세탁 가능한 옷을 구입하세요.

• 세탁도 에코칙스럽게! 세탁은 비슷한 컬러끼리, 어느 정도의 양이 찰 때까지 모아서 하세요. 되도록이면 낮은 온도로 세탁하는 것이 좋고요. 세탁기가 에너지를 가장 많이 소모할 때가 바로 물을 데울 때라고 하니, 너무 더럽다면 30분 정도 세제에 담갔다가 세탁하세요. 환경을 위해선 인산염을 사용하지 않은 phosphate-free 세제, 분해 가능한 세제를 고르세요!

• 꼭 필요한 것 하나면 충분합니다. 겨울을 나기에 많은 코트가 필요할까요? 신발장이 넘쳐서 보관된 신발이 구겨질 정도는 아닌가요? 새로운 의류를 구입할 때는 사계절 두루 입을 수 있는 다재다능한 옷에 눈을 돌려보세요.

아시나요? 만만치 않은 옷 쓰레기

영국인 1명이 한 해 동안 30킬로그램의 옷을 버립니다. 이것도 꽤 많은 양인데요. 우리나라의 경우 쓰레기종량제 봉투에 들어간 옷은 가연성 쓰레기로 분류될 뿐이고, 헌옷 수거함은 민간단체나 재활용업자가 개별적으로 설치하기 때문에 쓰레기로 버려지는 옷에 대한 통계는 일괄적으로 집계되지 않고 있습니다. 하지만 우리나라 사람들이 유행에 매우 민감한 편이고, 의류 산업이 발달한 데다 유통업체들이 중국산 제품 등 저가의 옷을 100그램당 1,500~2,000원에 파는 무게 마케팅까지 하는 점 등에 비춰봤을 때 1인당 옷 쓰레기가 영국보다 훨씬 많을 것이라는 게 업계의 추측입니다. 면 티셔츠 한 장의 원료가 되는 목화를 기르는 데 151그램의 농약과 제초제가 사용됩니다. 목화를 기르는 데 사용되는 화학제의 47퍼센트는 발암물질의 가능성이 있다는 보고가 있다고 하니, 지구를 생각한다면 되도록 옷 쓰레기를 줄이는 것이 어떨까요?

*셀러브리티, 에코칙 패셔니스타!

그동안 패셔니스타들에게 붙여진 최고의 수식어인 럭셔리라는 말은 점점 그 의미가 퇴색되어, 이제는 어딘가 촌스러워 보이기까지 합니다. 몸짱에 얼짱이지만 몇 시간씩 대화를 나눠보아도 하얀 치아만 기억에 남는 큐트보이는 더 이상 매력적이지 않습니다. 물질만능의 시대가 싫증 나기 시작합니다. 1970년대 히피 문화가 1990년대부터 서서히 하이엔드 마켓을 채우고 있습니다. 이런 시대에, 내적으로 또 외적으로 트렌드를 이끌어가는 셀러브리티들이 지속 가능한 환경에 관심을 갖는 것은 당연합니다.

셀러브리티들은 패션에 영혼을 불어넣습니다. 유행을 입지 않고 그들이 추구하는 가치를 입습니다. 하이힐 대신 비건vegan 슬리퍼를 신고, 여우털 대신 재활용 플리스를 여러 겹 입습니다. 허머 대신 하이브리드 자동차인 프리우스를 운전합니다. 허세 부리지 않은 다운 투 어스 룩down to earth look이 셀러브리티들의 진심을 전합니다. 사실 셀러브리티들의 티셔츠 한 장, 운동화 한 짝은 그들의 몸에 걸쳐지는 것만으로도 화제가 되기 때문에 그것을 악용하는 기업과 스타들도 있긴 합니다. 2009년 말을 장식한 코펜하겐 기후협약에서 몇몇 스타들이 거짓으로 에코칙인 척해서 에코인들의 눈살을 찌푸리게도 했지요. 하지만 지금 소개하는 셀러브리티들은 환경을 자각하고 실천하는, 내면까지 초록색인 에코칙들입니다.

리어나도 디캐프리오의 제대로 된 그린 사랑

리어나도 디캐프리오는 친환경 사이트 www.leonardodicaprio.org를 직접 운

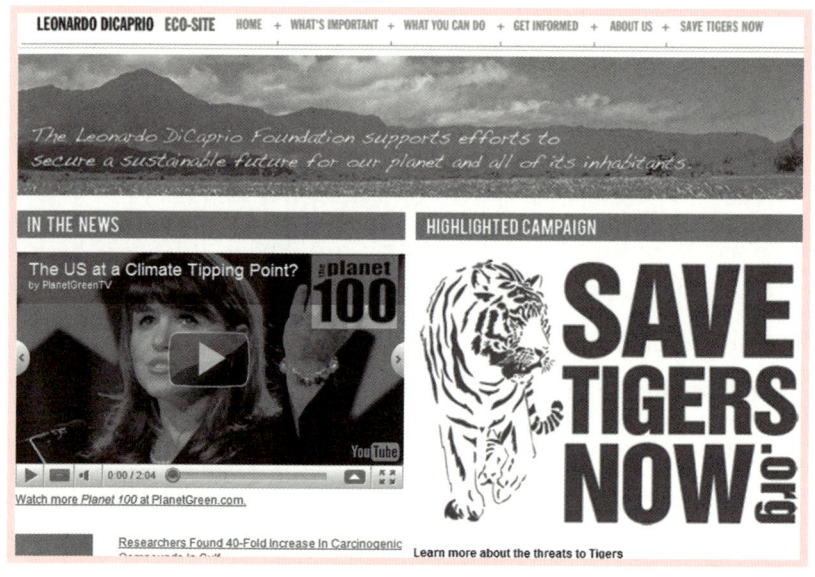

리어나도 디캐프리오의 친환경 사이트

영하며 환경운동에 앞장서고 있습니다. 〈11번째 시간〉이라는 지구온난화를 경고하는 영화를 제작하고 내레이션까지 할 정도죠. 최근에는 뉴욕에 녹색 콘도를 구입했다고 하네요. 강이 보이는 그의 집은 태양열 지붕으로 자연 에너지를 얻고, 자연공기필터시스템으로 공기를 정화하며, 건물 자체에 상수도를 처리하는 기구까지 있다고 합니다. 심지어는 재래식 화장실까지! 자전거 타기도 즐기는데, 애인인 바 라파엘리Bar Rafaeli와 자전거를 타고 다니기 위해 꼭 자전거 보관소가 있는 곳만 찾아다닌다고 합니다.

나탈리 포트먼의 바보 같은 그린 사랑

다음은 천재 배우 나탈리 포트먼입니다. 유태인인 그녀는 초등학교 때 이미 채식주의자가 되기로 결심했고, 지금은 환경과 동물 보호에 앞장서고 있습니다. 코셔와 채식주의를 지켜오다가 2009년 조너선 사프란 포어Jonathan Safran Foer의 《육식Eating Animals》을 읽고 적극적 채식주의자인 비건이 되었습니다. 신발 역시 털, 가죽, 단 하나의 깃털까지 허용하지 않는 타깃과 스텔라 매카트니의 신발만 신는다고 하네요. 비록 문을 닫긴 했지만, 2008년에는 친환경 구두 브랜드인 비욘드 스킨Beyond Skin까지 론칭했다고 하니, 상상이 안 될 정도로 신선한 시도였죠?

그린을 입고 더 시크해진 기네스 팰트로와 줄리아 로버츠

기네스 팰트로는 퇴비를 만들고 사용하는 베스트 에코칙 셀러브리티입니다. 크리스찬 루부탱Christian Louboutin을 신은 그녀가 뒷뜰에서 아이들과 함께 소똥으로 만든 퇴비를 주고 있는 모습은 전혀 어색하지 않습니다. 오히려 더없이 시크하게 느껴지는 이유는 무엇일까요? 그녀의 라이프스

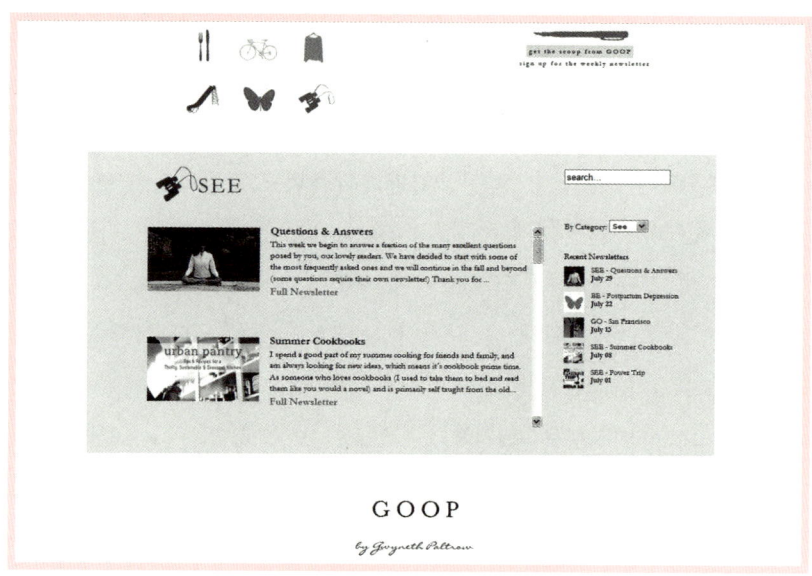

기네스 팰트로가 가꾸는 인터넷 사이트

타일을 자세히 보고 싶으면 그녀의 사이트 www.goop.com 를 찾아보세요.

퇴비 만들기는 줄리아 로버츠도 열심입니다. 어린 망아지같이 섹시했던 그녀가 에린 브로코비치가 되어 영화를 찍은 후 환경 운동가로 변신하여 영혼까지도 섹시해졌습니다. 그녀는 환경을 자각하면서부터 가치없는 소비를 줄이며 살게 되었다고 합니다. 역시 도요타의 하이브리드 자동차 프리우스를 운전하고, 세제도 만들어 사용한다고 하네요.

브란젤리나 커플의 글로벌한 그린 사랑

수백억 흥행 보증 배우, 완벽한 커플, 귀여운 국제입양아들, 백만장

자, 그리고 인도주의자인 브래드 피트와 안젤리나 졸리는 정말 섹시한 에코칙입니다. 인류애를 초월한 그들의 노력은 열정적인 면으로나 친환경적인 면으로나 훌륭합니다. 다른 셀러브리티들이 자신의 이름을 알리기 위해 환경문제에 일시적으로 관심을 갖지만, 브래드는 500만 달러를 꾸준히 기부해왔습니다. 이 부부는 또 태풍 카트리나로 망가진 뉴올리언즈에 친환경 건물 150여 채를 지어주었습니다. 두바이에 지으려던 에코 빌리지 빌딩은 아깝게도 수포로 돌아갔지만요.

엠마 왓슨의 유기농 패션 사랑

버버리의 광고에 친오빠와 같이 나와 모델로도 선풍적인 인기를 끌고 있는 〈해리 포터〉 스타 엠마 왓슨은 피플트리Peopletree(www.peopletree.co.uk) 라는 윤리적 패션 브랜드와 공동 작업하여 그녀의 제품 라인을 론칭했습니다. 크리에이티브 어드바이저로 직접 나서 그녀만의 스타일을 공정무역과 유기농 패션에 결합한 거죠. "나 같은 젊은이들이 패스트 패션의 거대한 바람에 휘말리지 않고, 인류애와 환경을 자각하는 일의 중요성을 깨달아야 합니다"라고 말하는 엠마는 정말 섹시한 셀러브리티입니다. 피플트리는 수익금의 일부를 네팔, 방글라데시 등의 공정무역을 돕는 데 사용한다고 하네요.

환경부터 동물까지 두루 고민하는 패셔니스타들

다음은 《선한 다이어트》라는 책을 출판하고 요리와 강의를 하며 채식을 전파하는 알리시아 실버스톤입니다. 그야말로 정말 보기 드문 셀러브리티 중 하나죠. 달걀과 유제품까지도 금하는 엄격한 비건인 동시에, 동물 권익을 실천하는 세계적 단체인 페타PETA의 열성 멤버입니다. 그녀의 열정은 패션에서도 드러납니다. 털, 가죽 등은 절대 금물이고, 옷은 커뮤니티 사이트 www.craigslist.org에서 중고로 구입하는 등 자각하는 라이프스타일을 실천하고 전합니다. 그녀의 에코칙 생활을 보시려면 www.thekind-life.com에 접속해보세요. 그녀가 만든 에코백과 브러시도 절찬리에 판매 중입니다. 천연 대마와 재생 페트병으로 만들어 화학제로부터 안전하고 더러움도 쉽게 지워지는데, 2010년 12월까지만 한정판매한다네요.

패션니스타의 선두에 있는 시에나 밀러 Sienna Miller는 영국의 기후변화 캠페인인 글로벌 쿨 Global Cool의 홍보대사로 활약하고 있습니다. 게다가 탄소중립의류브랜드 트웬티8트웰브 Twenty8Twelve(www.twenty8twelve.com)를 시작했고요. 환경운동가로 촉망받는 여배우, 정말 섹시합니다.

 에코칙 팁 롤모델 찾기

좋아하는 에코 셀러브리티가 있나요? 그들의 삶에 감명받았나요? 그렇다면 지금부터 그들을 롤모델로 삼고 따라 해보세요!

 아시나요? 친환경에 가까운 입을거리들

가장 친환경적인 신발로 뽑힌 테라 플라나 Terra Plana는 깃털처럼 가볍고, 발에 전혀 자극을 주지 않습니다. 재활용 고무, 쌀겨로 만든 재생 깔창, 식물성 가죽 등의 친환경 재료를 접착제를 쓰지 않고 모두 바느질로 마무리했기 때문이죠.

델 포르테Del Forte, 룸스테이트Loomstate, 이든Edun, 누디진Nudie Jeans 등 친환경 정신을 따른 섹시한 청바지들도 많지만, 가장 지속 가능하고 섹시한 청바지는 무엇일까요? 원래부터 청바지는 캘리포니아 금광의 험한 환경에서 지내기 위하여 만들어진, 아주 튼튼하고 지속 가능한 천입니다. 찢어지거나 구멍난 곳을 기우고 꿰매어 리사이클링 청바지에 도전해 보세요! 내 몸에 꼭 맞는, 가장 멋스러운 청바지로 재탄생할 것입니다.

*딱 하루만, 지갑 잃어버리기

에코칙이 되는 라이프스타일 중 하나는 하루만 지갑을 잃어버리는 것입니다. 일주일에 한 번, 한 달에 한 번 혹은 봄, 여름, 가을, 겨울에 한 번씩. 가능한 시간 중 하루를 정해서 물건을 전혀 사지 않는 거죠. 이날을 위해서 기본적으로 필요한 최소한의 것들은 미리 준비해 두세요. 예를 들면, 밥 세 끼, 물, 교통카드 등등. 이날은 '지갑 없는 날'임을 잊지 마세요! 자판기 커피도, 담배 한 개비도, 돈을 치르고 하는 핸드폰 충전도, 노숙자에게 무심코 주었던 500원짜리 동전도, 카드는 물론 쌓여 있는 포인트도, 인터넷 쇼핑도, 어느 것도 예외가 될 수는 없습니다. 꼭 이런 날은 일생일대에 없을 것 같은 빅 세일을 발견하기도 합니다. 그래도 지나쳐야 합니다. 왜냐고요? 지갑이 없으니까요!

저는 '지갑 없는 날'을 직원들과 함께 실행하고 있습니다. 혼자 시도했다가 '이건 괜찮겠지?', '이쯤이야~' 하고 속임수를 쓰고 있는 자신을 발견했거든요. 일주일 중 지갑 없는 하루를 선정하는 일도 만만치 않았습니다. 월요일은 병원 가는 날, 화요일은 밸리댄스 가는 날, 수요일은 곗날, 목요일은 데이트……. 단 하루도 여유가 없는 빡빡한 스케줄을 보며 정말 나에게 필요한 일들을 하는 것일까 하는 의문이 들었고, 생활을 다시 한 번 돌아보게 됐죠.

심사숙고한 끝에 정한 하루. 하지만, 처음에는 정말 힘들었습니다. 더운 여름날 코앞에서 아이스크림을 먹으며 지나가는 아가씨들, 추운 날 자판기에서 300원짜리 커피를 뽑는 아저씨들이 왜 그리 부럽던지요. 하지만 점심으로 1인분에 2,000원 하는 떡볶이를 먹을지언정 후식은 꼭 이름난 찻집의 커피를 마셨던 일명 '된장녀' 여직원은 지갑 없는 날에 아낀 커피 값으로 연말에 예쁜 금팔찌를 장만했습니다. 일주일에 커피 한 잔 안 먹었다고 오를대로 오른 금으로 된 팔찌를 샀다는 것이 잘 이해되지 않을 거예요. 하지만 그녀는 커피를 줄이고 그 대신 사무실에서 공짜로 제공되는 허브티를 마셨더니 피부가 생생해져서, 피부 트러블 때문에 매주 찾아야 했던 피부과 비용까지 아끼게 되었습니다. 이쯤이면 금팔찌 이상의 효과를 얻었다고 해도 과언은 아니겠죠?

여러분도 일단 하루를 정해 '지갑 없는 날'에 도전해보세요. 하루를 어렵게 보낸 후에는 자신감이 조금 더 생긴답니다. 어떤 자신감이냐구요? 돈이 없어도, 물건을 사지 않아도 더 큰 기쁨을 느낄 수 있는 자신감 말이죠!

가끔 번화한 거리에서 윈도 쇼핑을 해도 좋습니다. 자각하는 쇼핑을 한다고 해서 트렌드에 뒤질 수는 없으니까요. 쇼핑을 나갈 때는 최대한 멋지게 옷을 입습니다. 그러면 '지갑 없는 날' 쇼핑 준비 완료! 쇼윈도에서 마음에 드는 옷을 발견하면, 당당히 매장에 들어가 입어보기도 합니다. 간혹 입어본 스커트가 너무 마음에 들어 '이 스커트를 꼭 사야겠어' 하다가도 텅 빈 주머니를 생각하면 어쩔 수 없이 포기하게 되지요. 게다가 입어보고 또 입어보면 거짓말처럼 그 스커트에 대한 갈망이 사라집니다. 그 스커트가 없어도 트렌디하고 시크하게 스타일링할 수 있는 자신이 뿌듯해질 거예요. 또 윈도 쇼핑으로 트렌드를 읽고 정보를 얻으면 집에 있는 옷들이 곧 트렌디한 최신의 룩으로 재탄생합니다. 요즘 멋쟁이들의 필수품인 레깅스를 사고 싶다고요? 오래되어 유행도 좀 떨어지고 두꺼운 소재가 부담스러워 서랍장에 쑤셔넣어 두었던 스타킹이 있다면 발목 부분을 과감히 잘라보세요. 짜잔~ 유니크한 레깅스로 곧바로 변신! 이처럼 지갑 없는 날, 잊고 있었던 헌 옷과 헌 소품들을 꺼내 나만의 작품에 도전해보세요. 제값 주고 산 최신 유행의 스커트보다 더 큰 기쁨을 안겨준답니다.

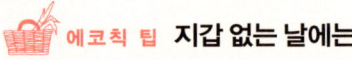 에코칙 팁 지갑 없는 날에는!

- 양말을 사는 대신 서랍 안의 양말을 모두 다 꺼내어 구멍 난 곳을 열심히 꿰매봅니다. 앞으로 1년은 더 신을 수 있는 새 양말이 탄생한답니다.
- 쇼핑하는 대신 시간이 없어 못 읽었던 책을 읽습니다. 책장에 꽂아 두었던 낡은 책들을 지갑 없는 날에 함께 도전한 친구들과 교환해보세요.
- 윈도 쇼핑으로 트렌드를 알고 나만의 스타일을 만들어갑니다.

아시나요? 단순해서 아름다운 심플 리빙

"Living in a way that is outwardly simple and inwardly rich." 듀안 엘진Duane Elgin의 이 말처럼 심플 리빙simple living은 세계 도처에서 간단한 삶의 방식을 연습하는 사람들이 보여주는 생활양식입니다. 심플 리빙은 가난한 삶도 박탈당한 삶도 아닙니다. 자신의 선택이며 삶을 점검해보는 기회입니다. 무엇이 나에게 중요한지, 풍족한지, 쓸모없는지를 우선 생각하세요. 절약하는 생활이 사고 싶은 마음을 억제하고 돈을 아끼는 것이라면, 심플 리빙은 덜 원하는 마음 자체를 즐기는 것입니다.

디스커버리 채널에서 상영했던 〈단 호 쇼Dan Ho show〉를 아시나요? 단 호Dan Ho는 한때 잘나가던 중국계 미국인 요식업자였습니다. 그의 사업은 번창했지만 생활습관병으로 건강도 잃고 이혼도 당했습니다. 나쁜 일을 겪은 후 체중을 줄이고 소박한 라이프스타일을 지향하는 TV 프로그램을 맡아서 인기를 끌게 되었지요. 그가 만든 호이즘Ho'ism을 따라 해볼까요?

- 세 가지 테스트_ 쇼핑 중 이 세 가지를 다시 생각하면 충동구매를 막을 수 있답니다. 1)공짜나 덤 때문에 구입하려고 하는 것은 아닌지, 2)10만 원 이하의 패스트 패션인지, 3)쓸 수 있는 범위 내에서 가장 비싼 품목인 것은 아닌지.
- 1년 테스트_ 일 년 동안 사용하지 않고 있고, 다음 해에도 여전히 사용하지 않을 것 같다면 꼭 필요한 물건은 아닙니다.
- 빨거나 입거나 테스트_ 언제 구입했든 10일 이상 착용하지 않았고, 세탁이나 드라이클리닝조차 한 적이 없으면 바로 기부하세요.
- One Trick Pony_ 한 가지 일만 하는 기구는 자리만 차지합니다. 다양한 재주를 가진 멀티아이템을 고르세요. 예를 들면, 마늘 분쇄기보다 채소를 다져주는 다이서 dicer나 쵸퍼 chopper가 낫습니다.

*3R을 지키는 에코칙 쇼핑

에코칙다운 라이프스타일로 살아가는 일은 기후온난화와 열대우림을 살린다는 아주 거창한 목표에만 머무르지 않습니다. 나 자신이 건강하고 섹시해지는 것은 물론 통장 잔고의 걱정으로부터 해방될 수도 있답니다.

자각하는 쇼핑 습관으로 슬기롭다는 칭찬까지 듣게 됩니다. 궁극적으로는 스스로의 삶의 질이 한 단계 업그레이드되는 것이죠! 그렇다면, 자각하는 쇼핑은 어떻게 시작해야 할까요? 에코칙을 위한 3R 법칙이 준비되어 있답니다.

Reduce, 양을 줄이고 꼭 필요한 곳에 투자하기
Reuse, 다시 사용하기
Recycle, 형태를 바꾸어 이용하기

흔히 말하는 리사이클을 뺀 나머지 두 가지는 생소할지도 모릅니다. 그러나 사실 이 세 가지는 가장 중요한 순서부터 나열되어 있답니다. 우리의 씀씀이를 줄이는 것, 계획적으로 소비하는 것을 가장 먼저 생각해야 하지요. 버리기 전에 다시 사용할 수 있는지 보고, 그리고 마지막으로 재활용 상자로 들어가게 됩니다. 세 가지 사이클을 잘 따르면 우리의 땅이 쓰레기 매각지로 변모해가는 속도를 조금이라도 줄일 수 있답니다.

Reduce, '소수 정예'로 에코칙 되기

요즘 패션을 '패스트 패션'이라 부르죠. 단 며칠 만에 디자인, 제작, 유통을 끝낸 옷들이 컨테이너로 들어옵니다. 사라지는 속도도 그만큼 빠르고요. 이 역시 영혼이 있는 쇼핑과는 거리가 먼 패션입니다. 아무런 생각 없이 유행에 따라 나의 개성과 돈을 패스트 패션에 그대로 헌납하실 건가요?

- 정장에 투자하기_ 친구의 결혼식, 갑자기 가야 하는 장례식 등등. 옷 때문에 곤란을 겪은 적은 누구에게나 있을 거예요. 격식을 차릴 때 입어야 할 정장은 소비가 아니라 투자입니다. 맘에 들지도 않는 정장을 허둥지둥 비싸게 구입하지 말고, 여유 있는 시간에 백화점 세일 기간을 이용하세요. 꼭 필요한 블랙 수트나 원피스, 흰 셔츠 혹은 블라우스는 오래 입어도 변하지 않을, 고품질의 것으로 준비해두세요. 매년 계절마다 입지 않아도 언젠가는 값지게 쓰여질 고마운 자원이 됩니다.
- 상부상조하기_ 꼭 내 옷장의 옷들만 생각하지 말고 주위에 눈을 돌려보세요! 싼 가격에 옷을 대여해주는 곳도 많답니다. 그렇다고 모든 것을 다 빌릴 수는 없겠죠? 유행에 민감한 소품과 액세서리는 서로 빌리고 빌려주는 건 어떨까요? www.bagborroworsteal.com 같은 대여 사이트를 구경해보세요. 가방, 시계, 귀금속을 대여할 수 있답니다. 우리나라도 인터넷을 잘 검색하면 명품 옷, 가방, 한복 등을 대여해주는 전문 사이트를 발견할 수 있으니 도전해보세요. 10분의 1도 안 되는 가격에 베스트 드레서가 될 수 있답니다. 친구들의 옷장도 내 옷장처럼 훤히 꿰뚫고 있다면 빌리지 않아도 될 테고요.

Reuse, 빈티지 패션으로 에코칙 되기

일본만큼 재활용 옷이 그 가치를 인정받고 있는 나라도 드물죠. 일본의 리유즈 숍인 고메효는 전국에 14여 개의 체인점을 갖고 있을 정도니까요.

일본 여행을 하게 된다면 이 매장에 꼭 한번 들러보세요. 고가의 핸드백을 아주 싼 가격에 내 것으로 만들 수 있는 기회가 올지도 모릅니다.

우리나라에선 불가능할까요? 물론 가능합니다. 재활용 패션 쇼핑에 푹 빠질 수 있는 곳들을 둘러볼까요? 우선 동대문 광장시장 2층과 3층 원단 매장 사이의 빈티지 숍들을 추천합니다. 마치 미로에서 보물찾기를 하듯 꼬불꼬불 이어진 좁은 길을 따라가다 보면 빈티지 아이템들이 눈앞에 펼쳐진답니다. 이태원에도 신문이나 잡지에 소개되지 않은 구제숍들이 많습니다. 간판도 없이 조금은 허름하지만, 뭔가 에지 있어 보이는 매장이 있으면 일단 한번 들어가보세요. 생각지도 못한 빈티지 옷들이 놀랄 만큼 싼 가격표를 달고 있을 테니까요.

아름다운 가게 www.beautifulstore.org 는 전국 곳곳에서 만나볼 수 있는, 대표적인 리유즈 숍입니다. 특히 아름다운 가게 압구정점에서는 저렴한 가격에 명품까지 쇼핑할 수 있다고 하네요. 수익은 저소득층에 지원한다고 하니 이보다 더 에코칙한 쇼핑은 없겠죠?

서울시 지자체별로도 '재활용품 나눔장터'를 매월 1회 이상 열고 있습니다. 2004년부터 시작한 뚝섬 나눔장터 www.flea1004.com 는 서울시와 아름다운 가게가 한강시민공원 뚝섬지구 광장에 오픈한 열린 가게입니다. 매년 3월 말부터 10월 말 사이, 매주 토요일 낮 12시~4시까지 문을 연다고 하네요. 사전에 신청하면 참가도 가능하니 버리려고 쌓아둔 옷이 있다면 차곡차곡 갈무리해 이곳으로 가는 건 어떨까요?

Recycle, 재활용으로 에코칙 되기

우리가 그동안 기부하거나 아무 생각 없이 버린 옷들과 소품들이 실제로 리사이클되고 있다는 사실, 아시나요? 나이키 www.nikereuseashoe.com 는 1990년부터 버려지거나 기부한 운동화를 모아 다른 운동용품과 운동장을 만들 때 재료로 쓰고 있습니다. 등산용 기구업체에서 출발한 파타고니아 Patagonia(www.patagonia.com)는 리사이클 원단으로 다시 새 운동복을 만들고요.

버진 그룹의 회장인 리처드 브랜슨 Sir. Richard Branson은 독특한 아이디어로 리사이클링뿐만 아니라 업사이클링까지 실천하는 멋진 기업인입니다. 버진 애틀랜틱 Virgin Atlantic 에어라인도 그의 지속 가능하고 섹시한 마인드를 따라서 2012년까지 매립지로 보내질 쓰레기를 50퍼센트로 줄이려 노력하고 있습니다. 단순히 쓰레기만 줄일까요? 그들의 생각은 완전히 달랐습니다. 의자 커버, 자전거 바퀴, 안전벨트 등의 쓰레기를 가공하여 독특하고 스타일리시한 가방을 선보이고 있거든요. 아무도 상상하지 못했던 업사이클링이 지구 반대편에서 현실화되고 있는 요즘, 우리나라에서도 지속 가능한 정신을 담은 섹시한 작품이 나오길 기대해봅니다.

에코칙 팁 블랙 미니 드레스의 무한 변신

최근 뉴욕의 어느 크리에이티브 디렉터가 누구에게나 있을 법한 블랙 미니 드레스 한 벌로 365일 무한 변신이 가능하다는 사실을 몸소 보여주는

'유니폼 프로젝트'를 진행해 인터넷상에서 화제를 낳고 있습니다. 블랙 미니 드레스에, 기부를 받거나 중고로 구입한 액세서리를 레이어드해 매일 다른 스타일을 연출하는 그녀의 패션 실험은 웹사이트 www.theuniformproject.com에 업데이트되고 있지요. 그녀의 이번 프로젝트는 인도 빈민층 학생들의 교복과 학비를 지원하는 기부금을 모금하고 있는데, 2개월여 만에 벌써 5천 달러가 넘는 돈이 모였다고 합니다. 그러나 이 프로젝트의 주인공인 쉬나 마데이큰은 이 프로젝트의 가장 큰 목적을 환경을 위한 '패션 지속성의 실험'이라고 말했답니다. 자, 오늘 옷장에서 블랙 드레스를 찾아보세요. 그리고 그녀처럼 다양하게 연출해보자고요.

아시나요? 러브콜 폭주! 우리나라의 친환경 원단들

지금은 밀려드는 중국산 원단 때문에 양적으로는 주춤하지만, 우리나라 원단은 세계에서 알아줄 정도로 하이퀄리티를 자랑합니다. 최근 환경 정신을 더한 기업들이 리사이클링된 원단들로 세계적인 러브콜을 받고 있다는 반가운 소식이 들리네요.

코오롱 FM의 환경보호 섬유인 에코프렌ECOFREN은 옥수수나 코코넛을 사용, 연간 400톤 이상의 석유화학제품 소비를 줄일 수 있을 것이라 기대되고 있습니다. ㈜효성은 세계 최초로 재활용 나일론 원사인 마이판 리젠MIPAN Regen을 개발했고요. 휴비스의 에코에버Ecoever는 옥수수와 코코넛 껍질에서 뽑은 원사로 만든 재활용 섬유입니다. 옥수수 원사는 땀 흡수와 건조가 빠르고 100퍼센트 썩는 장점을 가지고 있고, 코코넛 껍질 원사는 자외선 차단 효과가 SPF50에 달한다고 합니다. 또 옥수수는 재배하면 할수록 지구온난화를 유발하는 이산화탄소를 줄일 수 있다고 하네요. 보통 아기 팔뚝만 한 옥수수 네 개에서 티셔츠 한 장을 만들 수 있는 실이 나온답니다. 품질 역시 나이키에 원단을 공급할 정도로 뛰어나고요. 이처럼 자연 원료로 만든 섬유는 폴리에스테르나 나일론에 비해 화석연료를 30퍼센트밖에 사용하지 않는다니, 더욱 사랑해줘야겠죠?

04

Eco-friendly Exercise
자연과 함께 호흡하고 운동하기

＊
환 경 자 각
QUIZ

1 다음 중 근육운동에 관한 것으로 옳은 것은 무엇인가요?
   a. 나이가 들수록 근육운동을 줄인다.
   b. 가벼운 무게를 자주 드는 것이 좋다.
   c. 새로운 덤벨이 나올 때마다 구입해서 무게를 조절해주는 것이 좋다.
   d. 근육이 생기면 몸무게가 늘어나므로 아주 적게 먹으며 운동한다.

2 다음 중 운동과 함께 주의해야 할 식생활법 중 무엇이 옳을까요?
   a. 운동 전후에는 몸의 지방을 빼기 위해 먹지 않는다.
   b. 땀이 아무리 나도 이온 드링크는 설탕이 들어가 있으므로 마시지 않는다.
   c. 근육을 만들기 위해서는 단백질만 먹는다.
   d. 간식은 현명하게 준비해 꼭꼭 챙겨 먹는다.

3 다음 중 티셔츠를 주지 않는 마라톤 대회는 무엇일까요?
   a. 조선일보마라톤대회
   b. 여성마라톤대회
   c. 경기마라톤대회
   d. 인천국제마라톤대회

4 다음 중 달리기 후 정리 운동으로 가장 좋은 것은 무엇일까요?
   a. 제자리 멀리 뛰기   b. 수다   c. 스트레칭   d. 아령들기

A

1_ b
가벼운 무게를 자주 들어주는 것이 무리 없이 효과를 높이는 근육운동이 될 것이라는 연구 결과가 나왔습니다. 운동 전문가인 닥터 파멜라 피크 pamela peeke는 무거운 기구로 운동하는 것은 부상의 위험, 즉 인대손상이나 연골의 염증을 유발할 수 있다고 경고합니다.

2_ d
신진대사를 높이고 혈중 당도의 균형을 맞추기 위해 간식을 먹는 것이 좋습니다. 다이어트 한다고 쫄쫄 굶지는 마세요. 나중에 폭식을 하게 될 수도 있으니까요.

3_ c
경기마라톤대회는 번호표와 물통만 제공합니다.

4_ c
스트레칭은 달리기한 다음 빨라진 심박수를 정상으로 천천히 돌려놓고, 부상을 피할 수 있습니다.

규칙적인 운동이 주는 몸과 마음의 행복

우리의 몸과 마음 그리고 정신을 지속 가능하고 섹시하게 이끌어주는 가장 좋은 방법은 운동입니다. 일상생활에서 규칙적인 운동을 지속한다면 우리는 건강, 매력, 행복을 얻게 됩니다. 운동을 해본 사람만이 운동이 주는 값진 결과를 경험합니다.

하지만, 운동에 익숙하지 않은 사람이라면 아마도 운동을 시작하기로 결심하고선 가까운 헬스클럽부터 검색해볼 것입니다. 첫날에는 헬스클럽의 각종 기구에 매료되지요. 멋진 식스팩의 트레이너를 보면 가슴도 뛰고요. 그러나 이 두근거림은 며칠 안에 종료되고, '역시 난 운동 체질이 아닌가봐'라고 지레 포기하게 됩니다. 포기 않고 계속 운동을 한다면 그것도 좋은 일이겠지만, 자각의 더듬이를 세워본다면 이 또한 에코칙다운 행동은 아닙니다. 운동기구들이 소모하는 엄청난 양의 전기, 헬스클럽을 오가는 데 발생하는 자동차 배기 가스, 결코 저렴하지 않은 사용료 등을 떠올려보세요.

최소한의 준비로 최대한 섹시해질 수 있는 운동은 얼마든지 있습니다. 스트레스로 두통이 심할 때면 가벼운 등산이 그 어떤 진통제보다 효과가 있습니다. 한 시간 넘게 아령 운동을 한 후 나도 모르게 넘쳐나는 자신감, 요가 후에 느낄 수 있는 심신의 평안함, 500미터를 초고속으로 수영한 후 맑아지는 정신까지……. 자연과 더불어 하는 운동은 우리의 힘든 일상을 지속 가능하고 섹시하게 이끌어줍니다.

*최소한의 준비로 최대한 섹시해지기

온몸 구석구석을 깨우는 손쉬운 방법들

시간과 여유, 운동복과 장비가 있어야 운동을 할 수 있나요? 아닙니다. 최소한의 준비만으로도 최대로 섹시해지는 방법은 얼마든지 있답니다. 운동 시간과 목표를 정하면서 운동 후 아름다워질 자신을 상상해보세요. 우선 스스로에게 즐거움을 줄 수 있는 운동이 있는지 찾아보는 것이 먼저입니다. 댄싱, 요가, 탁구, 골프, 등산, 심지어 복싱까지! 세상에는 재미있고 흥미로운 운동들이 무궁무진하답니다.

하지만 아무리 생각해도 운동할 시간이 없거나 특별히 끌리는 종목이 없다고 해서 낙담하지 마세요. '프렌치 패러독스'를 떠올려볼까요? 프랑스 여자들은 와인과 함께 치즈, 버터 등 고열량 음식을 마음껏 즐기는데도 미국인들보다 훨씬 날씬합니다. 두어 시간에 이르는 식사 시간 동안 천천히 조금씩 먹고 일상의 작은 습관으로 훌륭한 몸매를 유지하기 때문이죠. 한마디로 순간순간 자각하고 느끼고 깨어 있는 생활을 한다고 할까요? 파리지앵처럼 우리도 일상을 만끽하며 생활 속 작은 운동으로 얼마든지 섹시해질 수 있답니다. 즐거운 상상을 하며 마트까지 걸어가기, 자전거 출퇴근으로 교통 체증 피하기, 이웃에게도 즐거움을 주는 내 집 앞 눈 쓸기 등 일상의 이 모든 일들이 몸매를 가꾸는 동시에 돈과 시간도 아낄 수 있는 비결입니다.

소프트웨어와 어플로 운동하기

한 편의 DVD, 게임처럼 즐길 수 있는 다양한 소프트웨어 등 취향에 맞는 미디어 도구를 이용해 자투리 시간을 적극 활용해보세요. TV 앞 작은 공간과 매트만 있으면 OK! 연속극을 보면서 심장 강화 운동과 근육 강화 운동을 한 번에 끝낼 수도 있다니 이 얼마나 멋진 일일까요.

위핏Wii Fit은 남녀노소 취향에 따라 즐길 수 있는 다양한 운동을 제공하여 가족 모두가 가볍게 즐길 수 있습니다. 운동을 원하는 코쿤족이라면 하나쯤 갖춰두세요. 외국 모델의 멋진 화보가 담긴 것보다, 우리와 체형이 비슷한 국내 연예인의 체험담이 담긴 다이어트 DVD가 훨씬 효과적입니다.

만보기에서 진화한 스마트폰의 다양한 어플리케이션은 언제 어디서나 운동 파트너가 되어줄 것입니다. 미국의 각 언론에서 베스트 피트니스 어플리케이션으로 뽑힌 아이피트니스iFitness에 담긴 230여 가지의 운동 방법은 퍼스널 트레이너 못지않습니다. 자전거를 타거나 달리는 것을 즐긴다면 런키퍼RunKeeper를 활용해보세요. 핸드폰의 GPS 기능을 활용해 평균 속도와 운동량 등을 꼼꼼히 알려준답니다. 101요가는 제목 그대로 쉽게 따라 할 수 있는 101가지의 요가 자세를 제공합니다.

언제 어디서나 변명 없이 걷기

따사로운 햇빛, 살랑거리는 바람과 함께 호흡하는 것만으로도 운동이 될 수 있습니다. 자연을 즐기는 것은 가장 지속 가능한 운동 중 하나이겠죠? 운동화만 있으면 충분합니다. 뜀박질은 질색이지만 걷기 정도라면 누구나 할 수 있습니다.

집에서 몇 분만 나가보세요. 한강 둔치 길, 가족 공원, 학교 운동장 등 어디에나 멋진 걷기 코스가 마련되어 있습니다. 언제 어디서나 변명 없이, 이것이 바로 에코칙다운 마음가짐입니다.

체육관 현명하게 고르기

규칙적으로 체육관을 찾기란 여간 어려운 일이 아닙니다. 퇴근 후 모든 약속을 뒤로하고 운동을 택하는 것은 왕따를 자청하는 일이고, 점심시간 운동 후 땀 냄새를 풍기며 회의에 들어가는 것도 민폐입니다. 하지만 값비싼 운동기구를 사서 집 안 구석에 모셔놓는 것보다 체육관을 찾는 것이 보다 현명한 일! 되도록이면 집이나 직장과 가까운 곳, 흥미를 자극하는 다양한 클래스가 있는 곳, 통풍이 잘되는 곳을 선택하세요. 다양한 클래스들이 저렴하게 제공되는 지역주민센터가 있다면 당장 줄을 서세요.

놀랄 만큼 상쾌한 자선운동대회

운동도 하고 좋은 일도 한다면 정말 매력적이겠죠? 가장 효과적인 운동 습관 들이기는 '○○○ 돕기 ○○○ 운동'에 참가하는 것입니다. 이런 행사에는 마라톤, 걷기, 등산 등 다양한 종류의 운동이 곁들여 있지요. 한국유방건강재단에서 매년 주최하는 '핑크리본 사랑마라톤'처럼요. 일단 대회에 참가하겠다는 사인을 하면, 비밀로 하지 않는 한 주위 사람들의 격려 속에 운동 행사에 저절로 집중할 수 있답니다. 그리고, 열심히 연습을 하게 될 테고요. 이런 자선 운동대회는 이타적인 업적과 목적 달성을 할 수 있는 어마어마한 파워를 줍니다. 이 놀랄 만큼 상쾌한 기분을 즐겨보세요.

뉴로빅스로 두뇌 나이 back~

몸을 움직이는 것도 섹시한 운동이지만 마음과 정신의 세 박자가 맞아야 더욱 섹시해질 수 있답니다. 두뇌에 에어로빅을 더한 뉴로빅스 neurobics는 말 그대로 노화 방지용 두뇌 운동입니다. 어떤 도구도, 어떤 공간도 필요 없는 4차원 운동이지만 이 운동으로 에너지가 폭발하면 신경세포에 불이 붙어 엄청난 칼로리가 소비된답니다. 지금 당장 해볼까요?

- 아침에 일어나자마자, 잠이 덜 깼을 때 익숙하지 않은 손으로 (오른손잡이면 왼손) 머리 빗기, 옷 입기, 이 닦기, 밥 먹기 등 일상생활하기
- 목욕할 때 눈 감은 채로 비누 찾아 몸 씻기
- 아로마 향, 향수, 허브 등의 향을 맡으며 향 맞추는 게임하기
- 사진이나 그림을 거꾸로 걸어놓고 알아차리기
- 거실, 방, 사무실의 가구 배치 다시 하기
- 출퇴근하면서 익숙한 길 말고 새로운 길 찾아 걷기
- 가족과 식사할 때 오로지 음식에만 집중하고 침묵하기
- 음악을 들으면서 꽃 향기 맡기
- 애인, 자식, 부모님, 배우자를 일하는 곳에 데리고 가기

웃으면 운동이 돼요!

웃음은 스트레스 지수를 낮춰 기분을 좋게 하고, 칼로리를 태워주는 꽤 강도 있는 운동입니다. 또 웃음은 횡경막, 복부, 호흡기, 얼굴, 다리,

등의 근육을 강화시키는 최고의 운동이랍니다. 한 연구에 의하면 기분 좋게 웃을 때 우리 몸이 소모하는 열량은 7~8분간 쉬지 않고 자전거를 타는 것과 같다고 합니다. 게다가 웃음으로 인한 기쁨은 내 몸은 물론 주변에까지 파도처럼 이어집니다. 각설탕 하나만 한 기쁨이 녹아 퍼지기 시작하면 엄청나게 큰 긍정적인 에너지가 온몸에 영향을 준다고 하지요. 반대로 유머가 없다면 우리의 뇌는 생각의 통로가 좁아져서 스트레스를 받고 살이 찌게 됩니다. 그렇다면, 웃음 운동을 어떻게 하면 좀 더 효과적일까요?

- 유머를 생활화하기_ 평소 너무 심각하진 않나요? 웃을 만한 일이 없다고요? 웃으려고만 하면 주위에 정말 재미있고, 터무니없는 일들이 많이 보이게 됩니다. 언제라도 웃을 준비를 해두세요.
- 재미있는 사람을 친구로 삼기_ 레이건 대통령이 수술실에 들어가면서 의사를 보고 "당신이 민주당이 아니길 바란다"라고 했다죠? 스스로 재미있는 사람이 아니라 생각한다면 레이건 대통령 같은 친구를 옆에 두세요.
- 티 타임 대신 유머 타임_ 비싼 커피와 지방 가득한 간식을 먹는 티 타임보다, 모여서 서로 재미있는 담소를 나누며 실컷 웃는 유머 타임을 갖는 건 어떨까요?
- 유머 메모하기_ 나에게 즐거운 웃음을 선사해주었던 유머를 꼼꼼히 메모하세요! 가족이나 친구들에게 즐거운 웃음 선물을 줄 수 있겠지요.

- 거짓 웃음도 괜찮아_ 스트레스로 기분이 땅 밑으로 가라앉을 때 억지로 한번 웃어봅니다. 우리의 뇌는 웃음 신호를 기막히게 감지하여 거짓말처럼 기분까지 좋아지니까요.
- 웃어주기_ 우리나라 사람들은 서로 눈이 마주쳐도 웃어주는 법이 없습니다. 심지어 눈이 마주쳤을 때 웃으면 어색하기까지 하지요. 하지만, 먼저 웃음을 던지면 상대방의 기분도 반드시 좋아진답니다. 남보다 먼저 웃는 습관을 가져보세요.

에코칙 팁 생활 속 움직임 자각하기

- 생활 속의 모든 움직임이 곧 운동이란 것을 명심하세요.
- 몸, 마음, 정신 모두 같이 즐겨야 효과가 극대화됩니다. 운동을 시작할 때와 끝날 때 매 걸음, 손짓, 숨 등에 주의를 주세요.
- Just do it!!!

 아시나요? **소량의 식사보다 운동이 최고!**

최근까지 하루에 3번의 식사보다 소량으로 나눈 6번의 식사가 신진대사를 높이는 데 좋다고 알려져 왔습니다. 그런데 같은 열량과 영양소를 섭취한다면 횟수는 관계없다는 연구 결과가 나왔다고 합니다. 2009년 영국영양학회지에 발표된 연구에 의하면, 8주 동안 비만한 사람들에게 저열량 식사를 제공하되 한 그룹에게는 3번, 다른 그룹에게는 6번으로 총

칼로리를 나누어 주었다고 합니다. 결과는 어땠을까요? 두 그룹 모두 체중 감량, 지방 감소, 식욕 저지, 호르몬 등에서 같은 결과가 나왔다고 합니다. 그렇다면 무엇이 신진대사를 높이는 비밀의 열쇠가 될까요? 가장 믿을 만한 팁은 식사량의 횟수와 칼로리가 아니라 바로 운동입니다. 근육은 지방보다 우리가 먹은 에너지를 훨씬 많이 소모하기 때문입니다. 운동으로 다져진 근육이 있다면 자고 있을 때에도 야금야금 우리의 지방을 불태워준답니다.

*굿모닝 스트레칭

완전히 비어 있는 몸과 마음에 생기를!

여러분이 갖고 있는 습관 중 가장 자랑스러운 것은 무엇인가요? 저는 아침 일찍 일어나는 습관입니다. 아무리 늦게 자도 새벽 5시면 눈이 떠집니다. 피곤할 수도 있지만, 아침엔 일단 눈이 떠져서 일어나고 대신 그날 밤엔 더 빨리 잡니다.

몇 년 전 화제가 되어 유행처럼 번졌던 '아침형 인간이 되자'라는 슬로건 기억하시나요? 하지만 저녁형 인간에게 꼭 아침형 인간이 되라는 것은 억지일 것입니다. 아침형 인간이든 저녁형 인간이든 자신의 몸에 맞는 생체리듬을 따라 살아가는 것이 좋습니다. 언제든 일어난 때를 아침이라 정한 다음, 그 순간을 활기차고 충만하게 자신만의 방법으로 시작해보세요. 어느 누구에게도 방해받지 않고, 어떤 일도 시작하지 않은 순수한 나. 완전히 비어 있는 몸과 마음, 그리고 정신에 생기를 불어넣어 주세요.

건강하게 눈뜨기

일어나자마자 온몸에 햇빛을 쪼이세요. 커튼을 걷고 창문을 열어 바깥 공기를 만나세요. 아침 햇빛은 호르몬인 멜라토닌을 억제해주어 잠에 취해 있는 몸과 마음에 생기를 줍니다. 아침에 떠오르는 해는 에너지를 발생합니다. 동틀 무렵의 고요한 시간을 몸과 정신을 충전하는 시간, 생각하는 시간으로 마음껏 이용해보세요.

몸이 힘들면 억지로 일찍 일어나지 말고, 몸이 개운해질 때까지 잠을 청하세요. 다이어트를 위해 아침 운동을 계획했다고요? 하지만, 힘든 몸으로 운동을 하다 보면 오히려 역효과를 낼 수 있습니다. 우선 체력 보강부터 하세요.

시간에 쫓겨 벌떡 일어나기보다는 조금 일찍 눈을 떠 여유롭게 일어나기를 시도해보세요. 자리에서 일어나기 전 내 몸의 상태를 가만히 살핍니다. 머리 꼭대기부터 발끝까지 내가 직접 내 몸을 진단하는 데에는 2분이면 충분합니다.

일어나서 숨을 쉬어 봅니다. 자연스럽게 숨이 들어오고 나가는 것을 느껴봅니다. 이때 배에 손을 얹으면 숨이 몸 전체로 퍼지며 몸 구석구석에 좋은 기운이 깨어나고, 몸이 잠에서 벗어나 곧 편안해지는 것을 느낄 수 있답니다. 충분한 숨을 통해 몸과 마음에 신선한 산소가 들어오면 정신이 초롱초롱해집니다. 아침엔 몸의 체온이 낮기 때문에 에어로빅처럼 다이내믹한 운동은 삼가고, 가볍게 걷기부터 시작하는 것이 좋습니다.

잠에서 깨자마자 바로 하루 일과부터 계획하지는 마세요. 생활 전선에 뛰어들기 전까지는 아직 충분히 시간이 남아 있습니다.

스트레칭으로 아침 시작하기

이제 준비가 되었으면 아침을 여는 스트레칭을 시작합니다. 이 체조는 인도에서는 태양 요가, 중국에서는 타이치 Tai Chi, 한국에서는 새마을 운동 등 다른 이름으로 각 나라나 민족에게 존재하나 이유는 거의 같습니다. 새날의 감사와 기대감을 가지고 몸과 마음에 에너지를 주는 것이기 때문이죠. 바로 누워 눈을 감은 다음, 마음을 안정시키고 지금 이 순간에 정신을 집중합니다. 아침에 떠오르는 해의 이미지를 떠올립니다. 비가 오거나 흐린 날이라 하더라도 크고 둥근 해를 상상해보세요.

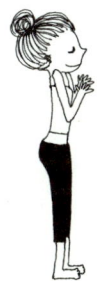

선 자세

발가락을 마주하고 똑바로 섭니다. 귀에서부터 어깨, 엉덩이, 무릎까지 직선이 되게 하세요. 어깨의 힘을 빼고, 두 손은 합장한 다음 가슴 앞에 놓습니다. 머리를 치우침 없이 똑바로 놓고, 입은 다문 채 코로 깊은 숨을 쉽니다. 꼿꼿하게 선 다리의 에너지를 느끼고 주의를 집중시킵니다.

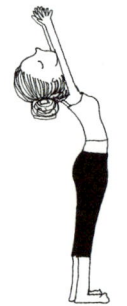

만세 자세

숨을 들이마시면서 손을 위로 길게 뻗습니다. 이때 뼈 마디마디를 늘려주듯이 쭉 뻗어주세요. 두 손을 머리 위에서 모으고 눈은 손끝을 쳐다봅니다. 가슴은 활짝 펴고 폐가 더 이상 받아들일 수 없을 때까지 숨을 쉬세요. 태양의 에너지를 몸속으로 받아들이는 느낌으로 동작을 하면 더 효과적입니다.

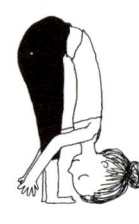

반 자세

다리 뒤쪽과 척추를 늘려주는 동작으로, 인사를 하듯 허리를 굽히는 것이 포인트입니다. 숨을 내쉬면서 몸이 반이 되도록 접어줍니다. 팔은 다리 뒤로, 손을 발뒤꿈치 뒤에 놓으세요. 머리는 살며시 바닥으로 떨어뜨립니다. 무릎 뒤가 너무 당기면 살짝 무릎을 굽히거나 손을 들어올리세요.

달리기 자세

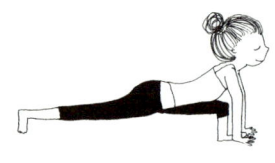

다리와 골반을 열어주고 몸의 체온을 높이며, 에너지를 얻는 동작입니다. 반 자세에서 숨을 들이쉬며 오른쪽 다리만 뒤로 쭉 뻗습니다. 왼쪽 다리는 직각으로 굽히고요. 마디마디를 늘리고 다리를 교체해주세요. 몸의 무게를 골고루 두어 균형을 잡는 것이 중요합니다.

기울인 널빤지 자세

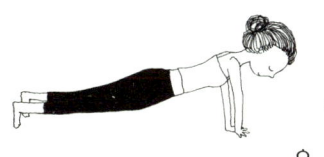

달리기 자세를 끝낸 후 숨을 내쉬면서 오른쪽 다리와 왼쪽 다리를 나란히 뻗습니다. 머리에서부터 발끝까지 사선이 되도록요. 엉덩이가 올라가거나 밑으로 가라앉지 않게 배의 근육에 힘을 넣어주세요. 이 자세는 온몸의 근육을 강화하는데, 특히 상체와 몸의 중심을 단련시켜 자신감과 근력을 키워줍니다.

평평한 널빤지 자세

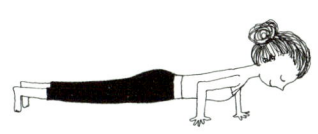

온몸에 힘을 길러주는 운동으로, 숨을 내쉬면서 팔꿈치를 똑바로 굽혀서 상체를 내립니다. 이때 팔꿈치는 벌리지 말고 몸통 옆에 붙여주세요.

코브라 자세

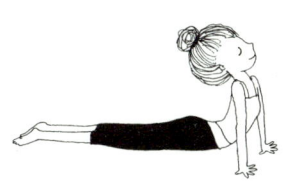

상체, 특히 척추의 유연성을 길러줌과 동시에 현대인의 나쁜 자세를 바로잡아줍니다. 가슴 펴기는 생기를 회복시켜주고요. 엎드린 자세에서 숨을 들이마시며 손을 펴서 상체만 90도로 들어올립니다. 엉덩이, 넓적다리, 정강이, 발등이 바닥에 닿아야 합니다. 발 앞부분과 손바닥으로 바닥을 압착한 상태로 가슴은 활짝 펴고 고개는 코브라처럼 꼿꼿이 들어올려주세요.

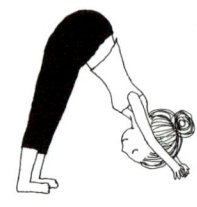

개기지개 자세

마음을 평안하게 하고 혈액 순환을 돕는 자세로, 숨을 내쉬면서 엉덩이를 들어올리고 상체는 구부려 뒤집힌 V자를 만듭니다. 손바닥으로 바닥을 누르고 머리는 팔 밑으로 내립니다. 팔로 땅을 누르며 옆구리와 척추를 늘려주고, 발뒤꿈치를 눌러 넓적다리를 당겨주세요.

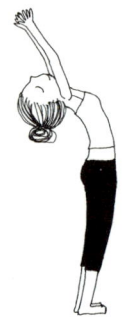

만세 자세

두 번째의 만세 자세로 돌아가, 고개를 뒤로 젖히고 팔, 척추, 목을 길게 늘여줍니다. 운동을 하면서 느꼈던 몸 구석구석의 변화를 되새기며 마무리하세요.

아침에 딱 5분! 페이스 스트레칭

요가 강사인 안네리제 하겐Annelise Hagen이 쓴《The Yoga Face: Eliminate Wrinkles with the Ultimate Natural Facelift》(2007, Avery)에는 자세한 '안티에이징 페이스 리프트'가 소개되어 있습니다. 얼굴 근육도 몸 근육처럼 간단한 스트레칭으로 탄력은 물론 리프팅 효과까지 가져올 수 있다는 이야기죠. 셀프 스트레칭은 얼굴의 탄력과 리프팅을 비싼 화장품이나 성형 시술에만 맡겨야 한다고 여겼던 기존의 상식을 완전히 뒤집습니다. 비싼 보톡스 말고, 경직된 긴장을 풀어주고 젊음을 주는 셀프 스트레칭을 배워볼까요?

- 이마와 눈 사이의 주름 펴기_ 양손의 검지와 중지를 이마의 중간에 놓은 다음 관자놀이까지 펼쳐줍니다. 2분 동안 손가락 끝에 힘을 주며 마사지하면 주름은 물론 스트레스와 두통까지 제거해줍니다.
- 얼굴 주름 지우기_ 주름 제거에 가장 효과적인 얼굴 부분은 코와 눈 사이입니다. 검지와 엄지를 이용하여 눈썹 밑의 움푹한 부분을 꾹 누른 다음, 코 쪽으로 꾹꾹 누르며 내려옵니다.
- 눈 밑 지방과 다크서클 없애기_ 콧구멍에 손가락을 넣어 바깥으로 벌려 줍니다. 2~3번 벌린 후 콧구멍 바깥을 주물러주면 몸의 독소가 빠지면서 눈 밑 처짐과 다크서클이 사라진답니다.
- 피부 해독으로 산소 미인 되기_ 뺨의 볼록 나온 부분을 집게손가락으로 꾹 눌러줍니다.
- 얼굴 경직에서 벗어나기_ 손가락을 이마 중앙에 놓고 바깥쪽을 향해 가로로 쓸어줍니다. 3번 정도 연이어 한 다음, 손바닥으로 눈을 가볍게 누른 후 손가락 끝으로 뺨을 쓸어줍니다. 이 동작도 3번씩 반복합니다.
- 피부색을 재빨리 환하게_ 귀 중앙을 엄지와 검지로 잡고 밖으로 4번 당겨줍니다. 다음엔 귀밑을 가볍게 4번 당겨주세요. 똑같이 귀 위도 4번 당겨줍니다. 이 방법은 오래전에 인디언들이 피부의 순환

을 위해 썼던 방법이라고 합니다.

 에코칙 팁 활기찬 아침을 위한 세 가지 습관

하나, 전날의 피로는 잊고 매일 새로운 일상을 기대하며 가뿐히 일어나세요.

둘, 아침 맞이를 습관화하세요. 위의 동작을 스크랩하여 벽에 혹은 다이어리에 붙여놓는 것도 좋은 방법입니다.

셋, 새롭게 열린 또 다른 하루에 대해 감사하는 마음을 가져보세요.

 아시나요? 발 피로 싹~ 아이스 골프공 마사지

하루 종일 체중을 싣고 다니는 발에게 어떤 휴식을 주시나요? 발의 피로는 곧 몸 전체의 피로로 이어집니다. 간단히 집에서 할 수 있는 셀프 발 마사지 비법을 공개합니다. 이름하여 '아이스 골프공 마사지!' 골프공을 냉동실에서 3시간 정도 얼린 후 꺼내어 맨발바닥에 대고 이리저리 굴려주세요. 골프공을 살짝 누르듯 힘을 주어 굴려줍니다. 손으로 마사지하는 것보다 힘은 덜 들면서도 훨씬 좋은 효과를 얻을 수 있답니다. 지금 당장 골프공부터 찾아보세요.

*여우처럼 깜짝 근육 만들기

자투리 시간에 만드는 깜짝 근육

TV에서는 간혹 '살림의 여왕'들이 나와 살림의 노하우를 전수합니다. 그들처럼 집안일을 능수능란하게 해내는 사람도 있지만, 대부분은 마지못해 하지요. 하지만 이런 지겨운 살림살이가 그 어떤 운동보다 효과적이라면 살림에 대한 생각이 달라지겠죠? 집안일을 하지 않더라도 매일 업무에 치여 운동할 시간이 없을 수도 있고요. 그렇다면 아무리 바빠도 집이나 회사에서 남몰래 나를 단련할 수 있는 '여우 운동' 어떨까요? 최근 발표되는 연구에 의하면 1시간을 하는 운동이나 잠깐씩 여러 번 나누어 하는 운동이나 효과는 비슷하다고 합니다. 바쁜 현대인에게는 돈과 시간, 에너지까지 절약하며 할 수 있는 나만의 '여우 운동'이 정답일 것 같네요.

아침에 하는 여우 운동

여우 기지개

잠자리에서 일어나 아주 큰 동작으로 기지개를 켜보세요. 두 팔을 마디마디 최대한 펼치고 눈을 좌우앞뒤로 굴려주면 그 어떤 스트레칭보다 좋은 효과를 가져올 거예요.

꿀벅지 만들기

이를 닦으면서 무릎을 굽혀 반쯤 앉아보세요. 의자를 상상하고 닿을락 말락 할 정도로 무릎을 구부립니다. 이때 무릎이 발보다 앞으로 나오면 NG! 힘들더라도 섹시 꿀벅지를 상상하며 참으세요.

제자리뛰기

욕실 거울 앞에 서서 1분 정도 최대한 빨리 제자리 뛰기를 합니다. 이 동작 후 30초 동안 손을 위로 하고 숨을 쉰 다음, 다시 1분 제자리 뛰기를 3~5번 반복해줍니다. 심장박동 증가, 순환 작용, 근력 강화의 효과를 가져다준다고 합니다.

몸털기

샤워가 끝난 후 풀어진 긴장을 모아주고, 에너지를 주는 동작입니다. 제자리에 서서 손목, 팔, 머리, 무릎을 최대한 크게 1분간 흔들어주세요.

섹시 팔

밥이 다 될 때까지 물통이나 아령을 들고 주방과 거실을 가볍게 걸어다닙니다.

오전에 하는 여우 운동

장보며 팔 운동 하기

가까운 재래시장까지 걸어서 가는 것이 가장 좋지만, 운전을 해서 가야 한다면 출입문과 몇 구역 떨어진 곳에 주차를 합니다. 마트에 들어갈 때에도 걸음은 빠르게! 옆사람이 방해받지 않도록 팔을 앞뒤로 당겨줍니다.

힙 라인 만들기

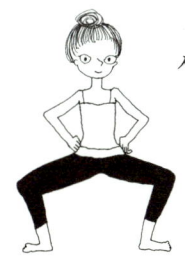

전화를 받으면서 다리와 엉덩이를 탄탄하게 만들어보세요. 손은 옆구리 뒤에 놓고 발은 바깥을 향하게 해서 다리를 넓게 벌립니다. 숨을 들이쉬면서 내려갈 수 있을 만큼 무릎을 굽힙니다.

숨을 내쉬면서 넓적다리, 엉덩이, 항문을 꽉 조이며 서서히 올라오는 동작을 반복합니다.

고무줄넘기

줄 없이도 줄넘기 동작만으로 운동이 됩니다. 발가락 끝에 몸무게를 싣고 발뒤꿈치를 살짝 들어올린 다음 무릎은 자연스럽게 구부립니다. 손으로 엉덩이를 두드리며 콩콩 작게 제자리뛰기를 하세요. 무릎 부상의 위험이 있으므로 절대 콘크리트 바닥에서는 뛰지 않도록 하세요.

오후에 하는 여우 운동

계단 오르기

10층 이상 건물 계단을 걸어서 올라갑니다. 내려올 때는 엘리베이터를 이용하고요. 두 계단씩 껑충껑충 오르면 어떨까요? 유산소 운동을 최대화시키면서 다리 근육을 멋지게 만들어준답니다. 강추!

팔다리 찍기

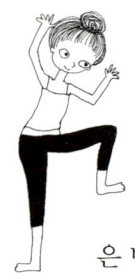

PC 앞에 앉아 오래 일하면 다리와 옆구리, 등이 뻐근해 옵니다. 이럴 땐 일어서서 두 손을 머리 정도로 들어올린 다음, 오른쪽 무릎을 오른쪽으로 벌려 오른쪽 팔꿈치와 맞닿도록 들어올리세요. 제자리로 돌아온 후 반대쪽도 같은 방법으로 운동해줍니다.

선 채로 푸시업

벽을 보고 약간 떨어져서 섭니다. 팔은 뻗어서 어깨넓이만큼 벌리고, 손바닥을 벽에 대며 몸을 지탱합니다. 숨을 들이마시며 팔꿈치를 구부리고 벽 끝까지 상체를 갖다 댑니다. 숨을 내쉬며 팔을 펴는 동작을 반복하세요.

신나는 청소

몸무게 50킬로그램의 여성이 청소기를 1시간 돌리면 적어도 200칼로리는 소모됩니다. 먼저 바닥의 걸리적거리는 것들을 치운 다음 신나게 청소기를 돌리다 보면 어느새 얼굴에 송송 땀이 오를 정도로 운동이 될 거예요.

힘주기

화장실이나 계산대 앞, 식당 등에서 줄 서서 기다려야 할 때 남들보다 섹시해지는 방법을 선택합니다. 엉덩이와 사타구니에 힘을 힘껏 주고 다섯을 센 다음 힘을 풀어줍니다. 5번 반복하세요.

손돌리기

효과 만점의 팔 운동으로 혈액순환을 도와주고 어깨의 스트레스를 풀어주며 날갯죽지의 군살을 없애줍니다. 앉아 있든 서 있든 자세에 상관없이 팔을 양옆으로 쭉 뻗어 큰 원을 그리듯 시계 방향으로 돌려주면 끝! 시간이 되는 대로 잠깐씩 하면 되지만 한 번 할 때마다 최소 30번이 기본입니다. 동작이 끝나면 손목을 돌려주세요.

티파니에서 운동을

나른하다고 낮잠만 자지 말고 윈도 쇼핑을 나섭니다. 지인들에게 줄 선물 목록을 체크하여 미리미리 선물을 찜해두세요. 백화점보다는 작은 가게가 모여 있는 대형 쇼핑센터가 충동구매를 막고, 운동에 더욱 효과적입니다.

밤에 하는 여우 운동

막춤 추기

스트레스 해소를 위해 술 마시는 일은 이제 그만! 잠들기 전 요즘 유행하는 아이돌의 신나는 댄스 뮤직에 맞춰 막춤을 춥니다. 스트레스까지 확 날아갈 거예요.

양발에 긴장 주기

잠자기 전 누워서 양발을 똑바로 올립니다. 하나, 둘, 셋에 맞춰 다리를 머리 뒤로 완전히 젖히고 두 손으로는 허리를 받쳐주세요. 10초 동안 그 동작을 유지하고 어디어디의 근육이 당기는지를 느껴봅니다. 천천히 내려온 후 30초 쉬고 한 번 더 반복합니다.

동그라미로 지방 녹이기

잠자기 전 누워서 손목, 팔꿈치, 발꿈치, 허벅다리의 관절들을 돌립니다. 시계 방향으로 50번, 시계 반대 방향으로 50번씩! 운동 안 한 것 같지만 언제나 슬림해보이는 비밀이랍니다.

 에코칙 팁 **짬짬이 여우 운동**

• 지속 가능하고 섹시한 몸을 위해 여우처럼 운동하세요. 티 안 내고 살짝살짝~

- 마음과 영혼이 열리도록 아이들, 애완견들과 함께 운동합니다.
- 가끔씩이라도 점심을 멀리까지 원정 가서 먹고 오세요.
- 식사 후에는 잠깐이라도 걸으면서 사색의 시간을 가져보세요.

 아시나요? 활동적인 일상이 소모하는 열량

몸무게 50킬로그램 기준으로 1시간 활동했을 때의 칼로리 소모량은 다음과 같습니다. 이제 게으름 피우지 말고 짬짬이 운동하세요.

- 가축 사료 주기_ 200칼로리
- 물건 날라주기_ 300칼로리
- 원예_ 257칼로리
- 스쿠터 타기_ 108칼로리
- 요리_ 118칼로리
- 열매 따기_ 124칼로리
- 바느질하기_ 99칼로리
- 걷기_ 250칼로리

*자연을 만끽하는 유산소 운동들

시애틀라이트처럼 운동하라!

유럽인들에게 운동은 자연을 만끽하며 즐길 수 있는 놀이와 같습니다. 즉, 운동도 삶을 즐기는 하나의 부분인 것이죠. 미국인들은 보통 러닝머신을 애용하지만, 미국 안의 유럽으로 불리는 시애틀은 다릅니다. 유럽처럼 일 년의 3분의 1은 비가 오는 날씨 덕분인지, 록과 그런지 음악의 탄생지인 시애틀의 주민들, 시애틀라이트seattleites들은 유럽식 생활 방식을 즐깁니다. 아름다운 레이니어 산과 호수를 가까이 둔 시애틀라이트들에게 운동은 그야말로 익사이팅한 활력소입니다. 일 년 내내 이어지는 해양성 기후 속에 걷기, 사이클, 하이킹, 스키, 스노우보딩, 카약, 암벽 타기, 모터보팅, 세일링, 수영 등 다양한 친자연적 스포츠를 즐깁니다.

시애틀라이트와 같이, 놀이처럼 즐기는 아웃도어 스포츠가 사실은 가장 지속 가능한 운동이고 여러분을 가장 섹시하게 만드는 운동입니다. 인위적인 에너지 소비 없이 자연과 사람 에너지를 사용하니까요. 놀라운 사실 하나 더 알려드릴까요? 운동하는 곳에 도착하는 것만으로도 열량이 소모된다는 것입니다. 짐을 싸고 도착해서 풀기만 해도 거의 200칼로리는 소모된다고 하니, 야외 운동이 신진대사를 얼마나 촉진시키는지 알 수 있겠지요.

코펜하겐인처럼 자전거 타기

짧은 시간에 주변을 둘러보려면 자전거만 한 것이 없습니다. 걷기는 너무 늦고, 자동차는 자세히 보기엔 너무 빨리 지나쳐버리니까요. 몸무게 50킬로그램의 여성이 1시간 동안 보통 속력으로 자전거를 탄다면 400칼로리의 열량을 소모할 수 있습니다. 게다가 탄소 발자국을 걱정한다면 아름다운 자연에서의 자전거 타기는 일거양득입니다.

월드 워치 연구소World Watch Institute는 한 저널에서 차와 자전거를 자원 소비량에 따라 비교했는데, 자전거가 자원을 1인당 35칼로리를 필요로 한 것에 비해 자동차는 1,860칼로리나 소모한다고 합니다. 또 비만 인구가 30.6퍼센트에 육박하는 미국은 도시의 자전거 인구 수가 1퍼센트인 반면, 비만 인구가 10퍼센트에 불과한 네덜란드는 28퍼센트가 자전거를 주 교통수단으로 이용한다고 합니다.

가장 친환경적인 도시인 덴마크의 코펜하겐은 자전거 천국이라는 별명을 가지고 있을 정도입니다. 매일 교외에서 시내로 오는 자전거 통근자가 37퍼센트, 시내 안은 55퍼센트에 이른다고 하니까요. 매일 자전거를 타니 코펜하겐 사람들의 패션 또한 자전거에 맞춰집니다. 가장 핫한 사이트인 코펜하겐 사이클시크www.copenhagencyclechic.com를 둘러보세요. 매일 코펜하겐 시내에서 발견한, 스트리트 & 사이클링 패션을 만날 수 있을 것입니다.

인생의 고민, 등산으로 풀기

등산은 삶을 꼭 닮았습니다. 목표가 보이지 않을 때도 있고, 길이 고르지 않을 때도 있지만 언젠가는 끝이 있기 때문입니다. 스트레스가 차올랐을 때나 머릿속이 실타래처럼 꽁꽁 엉켜 있을 때 사색을 겸해 등산을 해보세요. 고요한 숲길을 오르다 보면 머리가 맑아지면서 저절로 운동이 될 테니까요. 몸무게 50킬로그램 정도의 여성이 1시간 산을 타면 대략 밥 한 공기 분량인 250~300칼로리가 소모됩니다. 물론 체중과 코스에 따라 큰 차이가 있어서 일률적으로 말하기는 힘들지만요.

커다란 배낭을 짊어지고 전문 산악인이 될 필요는 없지만, 대신 등산을 갈 때 작은 배낭 안에 간소하게라도 간식 및 식사를 준비해 가세요. 추천합니다. 몇 시간 힘들게 등산하고 내려오는 길에 막걸리와 파전의 유혹에 넘어간다면 오히려 열량을 더 채우고 오는 일. 조금 무겁더라도 미리 준비해 가면 적당한 포만감으로 어떤 유혹도 가볍게 물리칠 수 있답니다. 볶은 서리태, 땅콩, 아몬드, 호두, 찐 고구마, 구운 가래떡, 과일, 다크 초콜릿, 토마토, 오이, 파프리카, 샐러리 가운데 골라 담는다면 무엇도 부럽지 않을 거예요.

더없이 섹시한 몸짓으로 춤추기

춤은 심장 강화, 지방 분해, 몸매 관리에 더 이상 탁월할 수 없는 전신운동입니다. 단지 열량만 소모하는 것이 아니고 반복적인 동작으로 아름다운 근육에 탄력을 주어 우리 몸을 더없이 섹시하게 만들어줍니다. 춤을 추면 자신의 몸에 집중해, 어떤 근육을 어떻게 쓰고 있는지 소통하게 됩니다. 추면 출수록 자신감이 생기고, 음악에 맞추다 보면 세로토닌이 뿜어져 나와 뇌를 젊게 합니다. 스텝과 리듬을 익혀야 하니 뇌 운동도 되고요. 쉬우면 흥겹고, 어려우면 도전 정신이 절로 생기는 것이 바로 춤입니다. 게다가 완전히 인간 에너지만으로 움직이는 것이지요.

블루스부터 테크노까지 종류가 천차만별이지만, 완전히 인간 에너지만으로 움직이기 때문에 칼로리 소모에도 훌륭합니다. 몸무게 50킬로그램 정도의 여성이 1시간 동안 춤을 춘다고 가정해보죠. 에어로빅은 325칼로리, 밸리 댄스는 300칼로리, 디스코는 230칼로리, 살사 댄스는 210칼로리가 춤을 통해 몸 밖으로 빠져나간답니다.

애완견에게도 유산소 운동을

캐나다 비만 연구소에 따르면 애완견을 키우고 있는 주인들은 애완견이 없는 사람들보다 일주일에 평균 300분을 더 운동한다고 합니다. 애완견과 함께하는 산책을 이제 운동이라고 생각해보세요. 아침 운동 시간, 퇴근 후 자투리 시간, 혹은 휴일에 계획을 세워 애완견과 함께 규칙적인 산책 시간을 갖습니다. 가까운 뒷산을 오르거나, 학교 운동장을 몇 바퀴 도는 것도 좋습니다. 애완견을 따라 함께 점프도 해보고, 공을 멀리 던져 다시 갖고 오게 합니다. 이런 동작 속에 팔과 다리의 근육은 강화되고, 함께 산책을 하다 보면 자연스럽게 최고의 유산소 운동이 됩니다. 개들에게는 본성대로 마음껏 흙 냄새를 맡고 뛰어다닐 수 있는 소중한 시간이랍니다. 참, 애완견과의 산책 시간에는 배설물을 담을 봉투도 잊지 마세요!

야외 운동의 알파와 오메가, 걷기

지속 가능한 움직임 중 가장 기본이 되는 것은 바로 걷기입니다. 그중에서도 자연 속을 거니는 것은 유산소 운동뿐 아니라 뇌세포에도 신선한 자극을 주며, 마음에 편안함을 주어 힐링에도 활용됩니다. 잠깐의 쪽 잠처럼, 자연 속에서 조금만 걸어도 육체의 긴장과 정신의 피로가 풀린답니다. 또 자연과 더욱 친근해지고, 건강한 삶에 감사하는 마음도 저절로 피어납니다. 이 또한 '자연 속 걷기'가 가진 큰 장점이겠죠? 자연까지 닿을 시간이 부족하다면 '생활 속 걷기'로도 충분합니다.

몸무게 50킬로그램인 여성이 1시간을 걸어서 소모하는 열량은 200칼로리입니다. 열량 소모가 너무 적다구요? 브라운 대학의 연구진에 따르면 일주일에 5번, 1시간씩 걷기만 했는데도 1년에 12칼로리의 체중이 감소되었다고 합니다. 식사의 양은 조금도 줄이지 않았는데 말이죠. 몸무게만 줄어들까요? 걷기가 우리 몸에 주는 선물은 더 많습니다.

- 심폐 기능 강화_ 듀크 대학 메디컬 센터의 연구에 의하면, 매일 30분씩 힘차게 걸었을 때 우리 몸속 대사 작용의 이상 현상이 감소되었다고 합니다. 심장병, 당뇨병, 중풍, 비만 등의 원인을 활기찬 걸음으로 날려보내세요.
- 유방암 예방_ 일주일에 단 몇 시간만 걸어도 유방암을 유발하는 지방세포의 증가를 억제합니다.
- 숙면_ 오후의 빠른 걷기는 기분이 좋아지고 숙면을 돕는 호르몬인 세로토닌의 분비를 촉진합니다.
- 마음 안정_ 걷기만 해도 우울증, 걱정, 스트레스의 수치가 낮아질 수 있습니다. 텍사스 대학의 연구진에 따르면 힘들고 암울할 때, 30분만 걸어도 기분전환이 된다고 하네요.

단단하고 탄탄하게 걷자! 코어 워킹 프로그램

하지만 아무리 걷기가 좋아 많이 걸어도 무릎을 비틀거나, 등을 삐뚤게 하고 걷거나, 너무 힘주어 걸으면 오히려 나쁜 영향을 줄 수 있다고 합니다. 나쁜 생활로 이미 몸이 비뚤어졌을 수도 있고요. 뉴욕의 유명 요가 강사 조너선 피츠고든Jonathan FitzGordon은 비정상적인 자세를 바르게 교정 잡아주는 코어 워킹 프로그램으로 인기를 끌고 있습니다. 말 그대로 과일의 심처럼 몸의 중심부를 강하게 단련시켜 치우침 없이 바른 자세로 걷는 운동법입니다. 과연 어떻게 해야 과일처럼 단단하게, 중심을 잃지 않고 걸을 수 있을까요?

- 머리를 곧게 세운 채 목과 척추를 길게 늘려 뼈들을 펼치는 느낌으로 걷습니다. 본래의 정돈된 몸으로의 복귀를 도와줍니다.
- 중심 근육을 강화하기 위해 배꼽을 척추 쪽으로 부드럽게 당기며 걷습니다. 이렇게 하면 디스크를 유발하는 원인을 제거해 몸의 중심을 강하게 만들어줍니다. 척추의 압박을 줄여주면 탄력 있는 하복부는 덤으로 생깁니다.
- 걸을 때 힘을 빼고 엉덩이를 움직일 수 있도록 살짝 빼주며 걷습니다. 무의식적으로 힘을 줄 수도 있는데, 몸에 배어 자연스러워지면 허리의 통증과 긴장도 함께 풀린답니다.
- 잰걸음으로 걸어보세요. 새처럼 우아하게 발을 내딛으면서, 에너지를 엉덩이, 무릎, 발목 순으로 이동시키면서 똑바로 걷습니다.

에코칙 팁 걸을 때 기억하세요!

- 내가 즐길 놀이를 운동으로 정해서 SMART 법칙을 따릅니다

  Specific_ 구체적으로! ex)자전거 타기

  Measurable_ 측정 가능하게! ex)한 달에 체중 1킬로그램 줄이기

  Attainable_ 달성 가능하게! ex)30분 동안

  Reasonable_ 합리적으로! ex)통근 시간에

  Timely_ 시기 적절하게! ex)맑은 날에만

- 운동 전후의 음식과 스낵에 대해 자각합니다.
- 연인과의 데이트 패턴을 바꿔보세요. 맛집을 찾아다니며 열량 높은 음식을 먹기보다는 함께 춤을 배우거나, 즐길 수 있는 운동을 찾아보세요. 그 어떤 커플보다 섹시한 커플이 될 수 있답니다.

아시나요? 탄산가스까지 줄이는 즐거운 걷기

CNN 방송의 한 보도가 눈에 띄네요. 미국인 전체가 운전대를 잡는 대신 하루에 30분만 걷는다면 탄산가스 배출량을 무려 6,400만 톤이나 줄일 수 있고, 미국 국민은 일 년에 평균 6킬로그램이나 가벼워질 수 있다고 합니다. 하루 30분을 어떻게 걸어야 이 획기적인 결과를 체험할 수 있을까요?

우선, 가벼운 걸음으로 5초 동안 걷습니다. 그런 다음 정면을 바라보며 빠르게 걷기 시작하세요. 걷기에 익숙해져 호흡이 일정해지면 오르막을

오르는 것처럼 빠르고 힘차게 걷습니다. 그러다 숨이 차오르면 다시 가볍게 걷기로 돌아가세요. 이것을 30분 동안 반복하면 됩니다. 참 쉽죠?

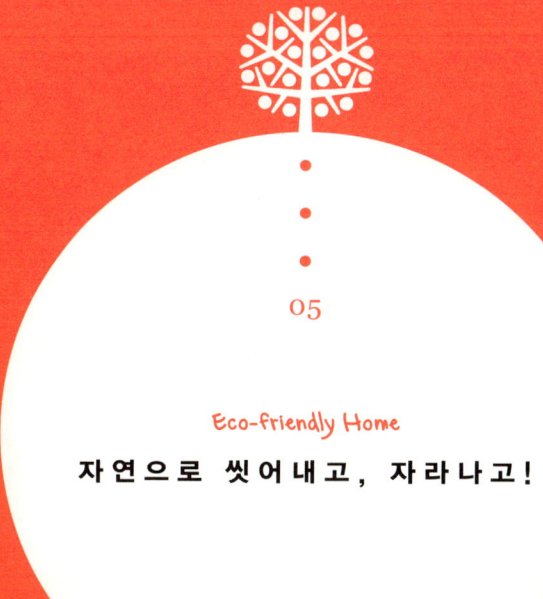

05

Eco-friendly Home
자연으로 씻어내고, 자라나고!

환 경 자 각
QUIZ

1 컴퓨터를 사용하지 않을 때, 에너지를 절약하는 가장 좋은 방법은 무엇일까요?
   a. 24시간 안에 사용한다면 켜 있는 상태가 좋다.
   b. 매번 사용하지 않는다면 끈다.
   c. 에너지 절약을 위해서 스크린 세이버를 사용한다.
   d. 절전 모드로 둔다.

2 요리를 할 때 쓰레기를 줄일 수 있는 방법은 무엇일까요?
   a. 남은 음식을 재활용한다.   b. 먹을 만큼만 요리한다.
   c. 빈 포장을 재사용한다.   d. 위의 답 모두

3 다음 가전 기구 중 가장 에너지를 많이 먹는 하마는 무엇일까요?
   a. 설거지 기계 b. 세탁기 c. 냉장고 d. 액자형 TV

4 실내에 좋은 향기가 감돌면 기분까지 좋아지죠. 가장 지속 가능하고 효과적으로 향기를 유지시킬 수 있는 방법은 무엇일까요?
   a. 방향제 b. 향초 c. 창문 열기 d. 몸에 향수 뿌리기

5 다음 중 가장 지속 가능하게 빨래의 얼룩을 지울 수 있는 것은 무엇일까요?
   a. 식초 b. 레몬주스 c. 햇빛 d. 설거지 세제

A

1_ b
컴퓨터를 켜놓은 채로 놔두거나, 스크린 세이버를 사용하거나, 절전 모드로 두거나 하는 행동은 모두 다 에너지를 소모하는 일입니다. 귀찮더라도 전원을 꺼서 에너지가 새지 않게 막는 것이 현명합니다.

2_ d
가장 좋은 답은 먹을 만큼만 요리하는 것이겠지만, 너무 많이 요리해 처치 곤란할 때에는 그것을 재활용해 다른 반찬으로 변신시켜보세요. 단조롭지 않고 색다른 식탁이 될 테니까요. 한 번 쓴 비닐봉지를 깨끗이 정돈해두었다가 반찬 그릇을 넣어 묶으면 랩을 사용하는 횟수도 줄어들 것입니다.

3_ c
냉장고 하나가 집에서 사용하는 전체 에너지의 8퍼센트를 차지합니다. 전기요금을 절약하고 싶다면 냉장고부터 체크해보세요.

4_ c
대부분의 전문가들은 창문 열기가 더욱 지속 가능할 뿐 아니라 독소를 제거하는 데에도 가장 효과적이라고 합니다. 방향제나 향초는 독소를 제거하지 못하고 오히려 덮어씁니다. 게다가 그 안에 화학 성분이 들어 있는 경우는 실내 공기에 악영향을 끼칩니다.

5_ c
식초와 레몬주스는 빨래의 얼룩을 지우는 데 효과가 없습니다. 깨끗이 빨래한 다음 볕이 좋을 때 빨래줄에 며칠 걸어둔다면 웬만한 얼룩은 감쪽같이 사라질 거예요. 만약 기름이 섞인 얼룩이라면 전분 가루도 유용합니다. 마른 옷의 얼룩에 전분 가루를 문지른 후 브러시로 문질러주기를 몇 차례 해보세요.

천연 세제로 더 말끔하게, 싱싱한 화초로 더 푸르게!

먹고 입는 것뿐만 아니라, 우리가 살고 있는 집도 에코칙답게 변화시켜야 할 범주에 들어갑니다. 우선 졸졸 새는 에너지부터 단속해볼까요? 아침에 일어나서 밤에 잘 때까지 우리의 모든 스케줄은 에너지에 의존하고 있습니다. 사실 우리가 자고 있는 동안에도 에너지는 쉬지 않고 소모되고 있고요. 햇빛, 물, 공기처럼 우리 생활의 거의 모든 곳을 관여하고 있어서인지, 우리는 에너지를 사용하고 있다는 자각을 못하며 살고 있습니다. 하지만 전기에너지가 산업공해를 유발하는 일등 공신 중 하나라는 사실을 아시나요? 전기에너지의 대부분은 화석연료를 사용해서 얻어집니다. 그 과정을 통해 스모그, 산성비, 공기 오염, 미세한 입자의 오염 물질들도 생산되고요. 이런 악동들은 천식이나 심혈관 질환을 불러올 소지가 농후하답니다.

집 안에 쓰이는 목재들은 또 어떨까요? 그들을 이어 붙이기 위해 쓰이는 접착제들은요? 화학섬유로 만들어진 카펫은 과연 지속 가능하고 섹시할까요? 매일 집을 깨끗하게 만들어주는 다양한 세제들은 친환경적일까요? 안타깝게도 모두 NO입니다. 자연 속에서 나무와 바위들과 한데 어우러졌던 옛 집과는 달리, 좁은 공간에 많은 사람이 살 수 있도록 탑을 쌓은 현대의 집들은 인공 물질 덩어리입니다. 철골로 뼈대를 잡고, 콘크리트로 모양을 만들고, 페인트로 겉을 칠하고, 코팅된 벽지를 바르고, 합판으로 만들어진 가구들이 공간을 채우죠. 더러움을 단번에 제거한다고 광고하는 세제들은 그야말로 합성 화학물질의 결정판이고요. 이런 집에 살고 있다는 생각을 하니, 저절로 숨이 막힙니다.

너무나 뿌리 깊게 우리 생활을 점령하고 있는, 이런 에코칙답지 않은 생활환경을 바꾸려면 꾸준한 노력이 필요합니다. 하지만 너무 어렵게 생각하지는 마세요. 우선 가정, 회사, 학교, 공공기관 어디든 우리가 가는 곳의 전기에너지를 절약 모드로 바꿔주세요. 무심코 켜둔 TV도 자각하며 끄세요. 내 취향에 맞게 집을 고칠 때에는 되도록 친환경 목재를 사용하고요. 화학 세제는 충분히 천연 세제로 대체할 수 있답니다. 테라스에는 싱싱하고 푸른 화초를 가꾸세요. 이렇게 작은 노력들이 모이면 지구를 지속 가능하게 구할 수 있을 뿐 아니라 깨끗한 공기로 우리 자신의 건강도 섹시하게 가꿀 수 있습니다.

*졸졸 새는 에너지 잠그기

에너지도 절약하고, 지구도 살리고!

늘 변함없이 우리에게 에너지를 줄 것만 같았던 태양, 공기, 물······. 이제는 우리가 무조건 받았던 것에서 아끼고 보호해야 하는 에너지로 바뀌고 있습니다. 화석연료는 고갈되어 가격은 뛰어오르고, 에너지의 무분별한 사용과 그로 인한 오염으로 지구는 병들고 있습니다. 신재생 에너지가 개발되고 있지만 그 활용도는 아주 소량에 불과합니다. 이제 아끼는 것만이 지구를 보호하는 길입니다. 우리의 생활도 에너지 세이빙으로 여유를 찾을 수 있습니다. 지금 당장은 느껴지지 않는다 하더라도, 줄어드는 공과금 액수를 확인한다면 행복해질 거예요. 몇 가지 에코칙 전략으로 졸졸 새는 에너지를 잠그고 가계부에 짭짤한 보너스까지 얹어주는 건 어떨까요? 정부는 에너지 절약에 대한 조세감면을 대폭 집행할 예정이고, 에너지관리공단에서는 에너지 절약을 실천하는 그린에너지패밀리캠페인www.gogef.kr을 펼치고 있습니다. 환경부의 조사 발표에 의하면, 4인 가족이 다음과 같은 저탄소 생활양식을 따르면 탄소 배출을 줄이는 동시에 경제적 이익도 얻을 수 있다고 합니다.

저탄소 생활양식에 따른 온실가스 저감률

구분	저탄소 생활양식	저감률 (단위=킬로그램/월)	경제적 편익 (단위=원/년)
난방·취사	실내 난방 온도 20도 유지 등	269.7→250.8	58583
수도	절수용 샤워기 설치, 세탁 횟수 조절 등	8.4→7.2	1500
전기	TV·컴퓨터 등 사용 1시간 줄이기, 백열등의 형광등 교체, 미사용 기기 플러그 뽑기 등	131.8→113.5	5627
폐기물	음식물 쓰레기 줄이기, 분리 수거 등	4.6→3.9	450

에코 하우스의 알뜰 꼼꼼 노하우 6

에너지를 절약하는 일상적인 방법은 많지만, 실행하려는 마음가짐과 매일의 작은 실천이 조금씩 쌓여야 가능한 일입니다. 더욱 현명하고 경제적으로 에너지를 절약할 수 있는 6가지 노하우로 에코 하우스를 만들어보세요.

영수증을 꼼꼼히 점검하세요!

영수증은 사용료만 보는 종이다? 정답은 NO!입니다. 영수증 속에는 에너지를 아낄 수 있는 다양한 정보가 숨어 있습니다. 전기요금이 갑자기 올라 의아했던 경험은 누구나 있을 겁니다. 전기요금에 누진세가 적용된다는 사실 알고 계시나요? 전기요금은 10킬로와트 단위로 적용 단가가 배로 뛰어오릅니다. 예를 들어, 100킬로와트는 ×55.1원이지만 100킬로와트를 넘는 양은 ×113.8원, 200킬로와트를 넘는 양은 ×168.3원입니다. 절약해서 사용하면 저렴한 에너지가 방심하는 사이에 비싼 에너지로 돌변할 수 있는 것이죠. 한국전력공사 사이트cyber.kepco.co.kr가 소개하는 요금 계산법 및 각종 전기 절약 팁을 꼭 챙겨두세요.

이제는 필수품! 절수 샤워기

우리나라가 물 부족 국가라는 사실, 아시나요? 줄줄 새는 물을 막기 위해 절수형 수도꼭지가 속속 개발되고 있습니다. 물줄기의 강약을 조절하고, 자동으로 물이 차단되는 샤워기에 대기압 진공 흡입 기술로 수압을 높게 만드는 샤워기 등 가정에도 손쉬운 설치가 가능한 제품들이 나와 있습니다. 이런 제품과 친해진다면 1분에 약 9.5리터의 물을 절약할 수 있다고 하네요.

전자제품에도 구조조정을!

지금 여러분의 가정에는 몇 가지 종류의 전자제품이 사용되고 있나요? 정말 꼭 필요한 제품들인가요? 주방부터 살펴볼까요? 양문형 냉장고에 와인 냉장고, 김치냉장고까지 그것도 모두 대용량의 냉장고가 3개나 한자리씩 차지하고 있습니다. 거실은 또 어떤가요? 대형 LED TV에서 비디오 플레이어, DVD 플레이어, 아이들 게임기에 오디오, 홈 시어터까지. 기능이 중복되는 각종 전자제품이 거실을 꽉 채우고 있군요. 대용량의 양문형 냉장고가 있다면 김치냉장고는 필요하지 않을 수도 있습니다. 냉장고의 공간을 좀 더 효율적으로 사용하는 방법에 관심을 가져 보시는 건 어떨까요? 냉장고는 한 대로도 충분합니다.

전기 흡혈귀여 안녕~

1년 365일 거의 대부분 플러그를 꽂아놓고 사용하는 TV, DVD 플레이어, 휴대폰 충전기 등에서 일 년 전기요금의 8퍼센트 정도가 소모된다고 합니다. 하지만 이런 사실을 알더라도 켜고 끌 때마다 일일이 플러그를 뽑는 것도 보통 귀찮은 일이 아니죠. 이럴 땐 멀티탭을 적극 사용해 보세요! 최근엔 사용하지 않으면 저절로 전기를 차단하는 지능형 멀티탭도 등장했다고 합니다.

조명이 너무 밝지 않나요?

가정에서 사용하는 전기의 4분의 1 정도가 조명에서 소모된다고 합니다. 집 안의 전등을 고효율 전등으로 바꾸기만 해도 전기 소모를 크게 줄일 수 있겠죠. 그렇다고 당장 멀쩡한 전등까지 포함해서 모두 바꾸진 마시고, 오래된 등부터 효율성을 꼼꼼히 따져서 순서대로 바꿔보세요. 백열전구는 전기 사용량의 5퍼센트만 빛으로 전환한다고 합니다. 이에 비해 발광 다이오드 조명LED은 전기 사용량의 90퍼센트를 빛으로 전환하고 일반 전구보다 12배나 더 수명이 길다고 하네요. 가장 자주 사용하는 전구부터 LED로 교체하는 것이 좋겠습니다.

이것이 바로 스마트 쇼핑

전자제품을 구입할 때 반드시 '에너지소비효율등급라벨'을 확인하세요. 에너지관리공단의 에너지소비효율등급라벨은 1~5등급으로 나뉘는데, 1등급에 가까운 제품일수록 에너지 절약형 제품입니다. 1등급 제품을 사용하면 5등급 제품을 사용할 때보다 약 30~40퍼센트의 에너지를 절감할 수 있습니다. 좀 복잡하다고요? 2010년 7월부터 에너지소비효율등급라벨에 연간 사용 전기요금이 함께 표기됩니다. 1년 동안 사용했을 때 예상되는 전기요금을 부착하는 '연간에너지비용표시' 제도를 의무화한 것으로 냉장고와 김치냉장고, 에어컨, 세탁기, 식기세척기 등 총 13종의 가전제품이 해당됩니다. 예를 들면 700리터의 1등급 냉장고의 연간 예상 전기요금은 75,936원이고, 3등급 냉장고는 98,400원이라고 금액으로 표시되니 바로 이해되는 것이겠지요. 에어컨, 냉장고, 세탁기를 최고 효율제품으로 사용할 경우 한 가구당 연간 11만 원을 절약할 수 있다니 선택이 훨씬 쉬워지겠지요? 더 자세한 내용은 에너지관리공단 사이트kempia.kemco.or.kr에서 확인해보세요.

또 그동안 전자제품을 구입할 때 디자인과 가격, 성능만 비교했다면, 이제는 에너지 효율에 대한 지식을 갖고 쇼핑하세요. 그 제품을 사용할 때 드는 전기료까지 고려하는 쇼핑이라면, 이보다 더 현명한 소비가 어디 있을까요? 에너지 효율이 높은 제품을 선택했다면 매뉴얼을 읽고 그 제품을 최대한 활용하세요. 조금만 연구하면 지금까지 몰랐던 사용법까지 펑펑 샘솟을 거예요.

가전제품에 붙어 있는 에너지소비효율등급을 눈여겨보세요. 등급에 따라 1년간 사용했을 때의 예상 전기요금까지 명시되어 있답니다.

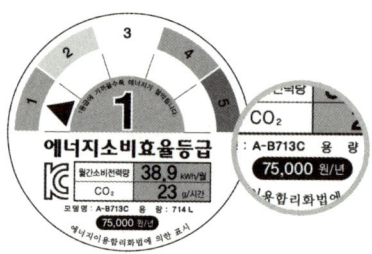

 에코칙 팁 돼지저금통으로 절약하는 재미를!

에너지 절약 돼지저금통을 만들어두세요. 에너지를 절약한 달마다 절약 액수를 돼지저금통에 넣고 일 년을 모으는 거죠. 얼마 되지 않을 거라 생각하겠지만, 열두 달을 꼬박꼬박 모으면 무엇에 쓸지 즐겁게 상상할 수 있을 정도는 될 거예요.

 아시나요? 알면 알수록 이익인 가전제품별 에너지 절약

욕실

가정에서 물을 가장 많이 쓰는 곳은 어디일까요? 바로 욕실입니다. 2007년 한국수자원공사가 발표한 물과 미래 보고서에 따르면, 가정용수 가운데 28.9퍼센트는 목욕을 할 때, 26.4퍼센트는 화장실에서 소비된다고 하네요. 양변기, 샤워기, 수도꼭지에 절수 제품을 달아보는 건 어떨까요?

세탁기

세탁기가 소모하는 전기량의 90퍼센트가 물을 가열할 때 쓰인다고 합니다. 물 온도가 높을수록 때가 잘 빠질까요? 적당량의 세제와 온도만으로도 깨끗한 세탁이 가능하답니다. 행주나 속옷 등 삶아야 하는 빨래들은 냄비에 따로 모아서 폭폭 삶고, 그렇지 않은 빨래들은 섭씨 30~40도에 맞춰 빨래하는 것으로 충분해요.

식기세척기

주방의 사치품으로 인식되어온 식기세척기이지만, 절약형 식기세척기를 사용하면 1년에 약 40퍼센트의 에너지와 약 70킬로그램의 이산화탄소 배출량을 줄일 수 있습니다. D사의 식기세척기는 손설거지를 할 때보다 물 소비량은 86퍼센트, 전기에너지는 67퍼센트나 절감된다고 하네요. 손설거지는 분당 약 18리터의 물이 필요한 반면, 식기세척기는 1회 가동에 약 57리터의 물이 들어갑니다. 설거지의 양이 적다면 손으로 설거지하는 것이 에너지 효율성이 더 높겠지만, 양이 많은 설거지는 식기세척기를 이용하는 것이 좋겠죠? 식기세척기를 이용할 때에도 에너지를 더욱 절약할 수 있는 방법은 얼마든지 있습니다. 기름기가 많거나 찌꺼기가 있는 그릇은 식기세척기에 넣기 전에 닦아내세요. 또 물 온도를 섭씨 10도만 낮춰도 에너지 사용량의 3분의 1을 줄일 수 있답니다. 세척을 마치면 식기세척기 문을 열어 자연스럽게 말려주고, 사용하지 않을 때는 반드시 플러그를 뽑아두세요. 식기세척기에 사용되는 에너지의 약 70퍼센트가 플러그를 뽑지 않아 소모된다는군요. 가장 에너지 효율이 높은 식기세척기는 동양매직의 듀얼 타입 식기세척기와 클림, 파세코의 식기세척기(PDW-F362C)라고 하니 쇼핑에 참고하세요.

냉장고

냉장고에 보관할 음식은 냉장고 용량의 60퍼센트 정도가 적당하다고 합니다. 여기서 음식물을 10퍼센트 더 넣을 때마다 전기 소비량은 3.6퍼센트씩 늘어난다고 하네요. 냉장고는 가전제품 가운데 유일하게 연중무휴로 가동되는데다 가정의 전체 전력 소비에서 전력 소모량이 가장 큰 가전제품 중 하나이니 매일의 생활에서 전기를 절약하는 방법을 실천하세요.

전기밥솥

정격 소비전력 1,400와트인 전기밥솥으로 한 달에 14시간 동안 밥을 지으면 월간 소비전력은 19.6킬로와트가 된다고 합니다. 여기에 하루 8시간씩 보온을 하게 되면 추가로 월간 22.8킬로와트가 소비됩니다. 결국 전기밥솥 하나가 웬만한 냉장고보다 많은 전력을 소비한다는 뜻! 갓 지은 밥은 먹을 만큼 얼려두었다가 끼니 때마다 전자레인지에 데워 드세요. 전기도 절약하고, 밥솥에 며칠 동안 있던 누런 밥보다 훨씬 맛있답니다.

*내 집 안의 독소 없애기

미처 몰랐던 집 안의 고위험군들

우리나라는 아기가 태어난 후 21일 동안 외부인의 출입을 금지합니다. 혹시 외부의 나쁜 기운, 현대적으로 해석하자면 나쁜 세균이 아이에게 옮지 않을까 하는 걱정 때문이었죠. 그러나, 세균에 의한 오염은 예상 밖으로 외부가 아니라 집 안이 더욱 심할 수 있다는 충격적인 연구 결과가 나왔습니다.

WHO에 따르면 실내 공기 중에 포함된 오염 물질이 실외에 있는 것보다 인체의 폐까지 전달될 확률이 1,000배 이상 높다고 합니다. 또 실내 오염 수치가 20퍼센트 내려가면 급성 기관지염으로 인한 사망률이 4~8퍼센트 감소할 것이라고 하는데요. 미국의 환경보호국EPA은 실내 공기 오염도가 외부의 공기보다 2배에서 5배까지 높다는 연구 결과를 발표하기도 했습니다. 대기오염, 즉 스모그, 오존, 배기가스 등은 국가기관들의 관리 속에 통제되고 있지만, 집 안의 실내 공기는 스스로 관리할 수 밖에 없습니다. 여러분의 집 안은 어떤가요? 지속 가능하게, 섹시하게 유지되고 있나요?

오바마 대통령은 2013년까지 집 안 나무 제품의 포름알데히드 독소를 줄이는 법에 사인했다는군요. 우리나라도 곧 추진되겠지만 그때까지는 우리 스스로가 지켜야 되겠죠? 자, 지금부터 눈에 잘 보이지 않아서 미처 모르고 지냈던 집 안의 오염 물질을 알아봅시다.

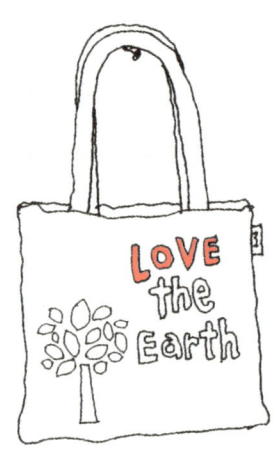

페인트

페인트를 새로 칠한 집에는 한동안 개미 한 마리 보이지 않을 정도로 페인트의 독성은 강력합니다. 미국의 경우, 수은이 포함된 페인트의 사용을 30년 전부터 법으로 금지했고, 우리나라도 지금은 수은 페인트를 쓰고 있지 않지만 오래된 건물의 페인트는 경계해야 합니다. 수은 페인트뿐 아니라 휘발성 유기화합물VOCs을 함유한 페인트도 문제입니다. 휘발성 유기화합물인 VOCs는 불안정하고, 탄소가 함유되어 매우 쉽게 공기 속으로 들어가면서 다른 물질과 함께 오존을 발생시킵니다. 그 오존이 호흡, 두통, 눈병, 메스꺼움 같은 질병의 원인이 되는 것입니다. 어떤 VOCs는 신장과 간의 손상뿐 아니라 발암물질로 추정되고 있습니다. 새집증후군을 유발하는 대표적인 물질이기도 하고요. 페인트를 칠할 때 가장 많은 VOCs를 발포하고, 바른 후 일 년 동안 50퍼센트를 꾸준히 방출하기 때문에 새 집을 좋아할 이유가 없습니다. 2010년 2월 환경부와 특허청에 따르면, VOCs가 약 23퍼센트 줄어든 페인트 제품이 보급될 것이지만, 친환경 페인트라고 VOCs가 전혀 함유되지 않은 것은 아니라고 합니다. 현재 노루페인트에서는 어린이를 위해 VOCs가 거의 없는 페인트를 출시하고 있고, 삼화페인트와 제비표페인트도 연구 개발 중입니다. 수입 페인트 중에는 VOCs가 없는 페인트가 있다고 하니 꼼꼼히 따져보세요. VOCs는 페인트 구성 물질 중 용해제 역할을 하므로 지용성보다는 수용성 페인트에 조금 덜 들어가

194

있습니다.

카펫

온돌이 사라진 후 우리나라의 가정에서도 쉽게 카펫을 볼 수 있습니다. 물걸레로 박박 닦는 마루보다 진공청소기로 간편히 먼지를 제거하는 카펫은 주부들의 사랑을 받았죠. 비싼 가격에 구입한 수입 카펫은 보기에도 럭셔리해 보입니다. 하지만, 돋보기로 잘 들여다보면 천식과 알레르기를 유발하는 먼지, 집먼지진드기,

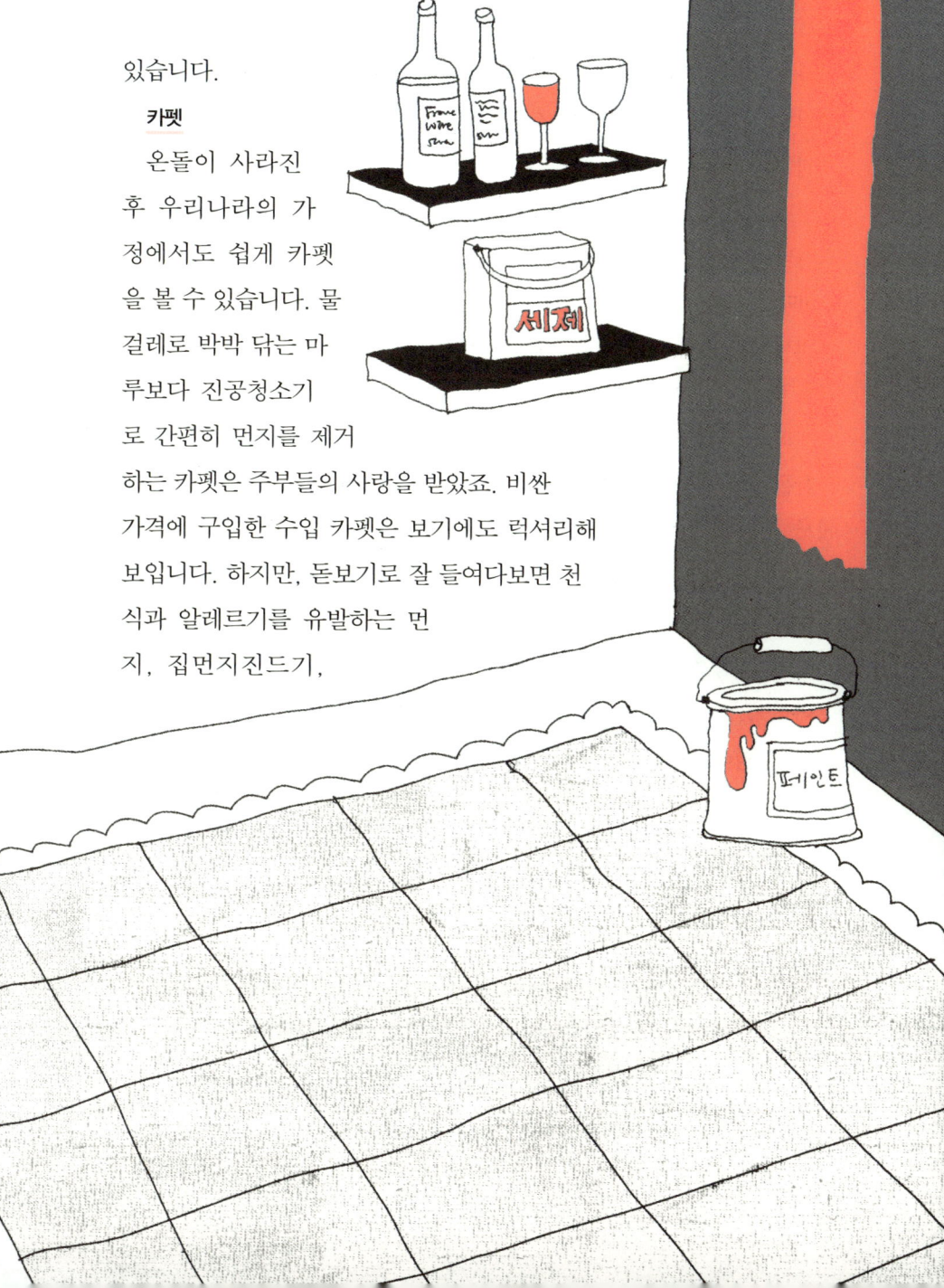

개와 고양이의 비듬, 곰팡이로 가득합니다. 현미경으로 들여다보면 발암 물질로 알려진 포름알데히드도 발견됩니다. 게다가 카펫은 '지속 가능하지 않은' 물건입니다. 화석연료인 원유로 제작되고, 재활용도 되지 않습니다. 버려진 카펫을 수용하려면 여의도의 10배 정도의 매립지가 필요하다고 합니다.

바닥재

바닥재도 우리의 건강과 지구를 위해 지속 가능하고 섹시한 천연 소재로 바꿔보는 건 어떨까요? 물론 나무를 베는 것 자체가 환경을 해치는 일이라는 시각도 있지만, 개인적으로 플라스틱이나 콘크리트 등의 석유 화합물에서 뿜는 포름알데히드보다는 목재가 좋다고 생각합니다. 미국에서는 숲 관리 의회 Forest Stewardship Council, FSC에서 지속적으로 숲을 관리하고, 또 안전하면서도 재생 가능한 목재를 인증해줍니다. 이렇게 생물의 다양성과 자연을 보호하는 목재를 사용하면 더 친환경일 수 있겠죠?

리놀륨 바닥

아마씨 오일, 나무, 코르크 가루 등 천연 성분으로 만든 리놀륨은 1853년 영국에서 발명된 후 사라졌다가 다시 부활한 바닥 제품입니다. 독성이 없고 자연 분해되므로 사용 후까지 환경을 생각한 제품입니다. 마모륨 www.marmoleum.co.kr이나 뉴라인데코 www.newlinedeco.com를 참고해보세요.

친환경 나무바닥

친환경 트렌드가 주목받으면서 나무바닥의 인기도 올라가고 있습니다. 우리나라에서 생산되는 나무바닥은 크게 온돌(합판)마루, 원목마루와 강화마루로 나누어지는데요. 포름알데히드가 방출되지 않는 등급의 목재인지, 유해 물질을 내뿜는 접착제를 사용하는 대신 조립 시공법을 택했는지를 꼼꼼하게 확인해야 합니다. 요즘에는 접착제를 사용하지 않고 붙이는 강화마루가 에코칙들 사이에서 인기라고 하네요.

코르크

와인의 절친인 코르크는 독성도 없고 알레르기도 유발하지 않는 천연 재료입니다. 코르크 나무에서 직접 제작되며, 쉽게 재활용할 수 있는 것도 장점이지요. 탄력성도 좋고 다재다능해 지속 가능하고 섹시한 바닥 소재로 주목받고 있습니다.

대나무

한여름에 대나무 돗자리는 훌륭한 바닥재입니다. 다만 생산 공장이 대부분 중국에 있어 독성이 있는 화학물질을 사용해 생산한 제품들이 많은 것이 문제이지요. 너무 저렴하거나 조잡한 중국산 제품보다 원산지가 분명한 우리나라 제품을 구매하는 것이 좋습니다.

화학 세제

슈퍼마켓에는 청소용 세제가 종류별로 넘쳐납니다. 그 상품들이 먼지를 닦아줄 수는 있지만, 오히려 화학 입자들은 실내 공기를 오염시킵니다. 반드시 기억해야 할 것은 클로린을 함유한 세제와 산을 함유한 세제는 절대 같이 사용하면 안 된다는 것! 식초와 암모니아가 합쳐지면 테러범들이 사용하는 클로린 가스가 생성되기 때문입니다. 우리가 아무 생각 없이 사용하는 화학 세제들은 강한 독성 물질, 항생 살충제, 다른 끔찍한 화학 제품들로 만들어져 있습니다. 우리가 사는 공간은 간단한 재료로도 안전하게 충분히 깨끗해질 수 있습니다. 식초와 베이킹 소다만으로도 훌륭한 세제가 된다는 사실! 또, 집 안에는 생활에서 발생한 여러 가지 냄새도 문제가 됩니다. 생활수준이 높아지고 외국의 라이프스타일이 급속도로 퍼져 나가면서 방향제, 탈취제의 사용이 빈번해지고 있습니다. 과연 이런 인공 화학 제품이 우리에게 미치는 영향이 없을까요? 물론 해가 없다며 선전하고 있고 정부에서는 어떤 규제도 하지 않기 때문에 방향제와 탈취제에 어떤 유해 물질이 있는지 알 수 없는 실정입니다. 하물며 값비싼 명품 향수도 휘발성 화학물질로 두통이나 메스꺼움을 유발하기도 하는데, 이런 저렴한 방향제는 더 이상 말할 필요도 없겠죠. 이왕이면 허브나 모과 등 천연 성분의 재료를 이용하여 냄새를 제거하는 게 안전합니다.

가스

화장실과 욕실에는 창문이나 팬이 부착되어 있어 자주 환기를 할 수 있습니다. 하지만 주방은 어떤가요? 미국 폐 연합에 따르면, 가스레인지를 켰을 때 새는 일산화탄소가 건강에 치명적인 악영향을 끼칠 수도 있다고 합니다. 그러므로 가스를 사용한 후에는 꼭 환기를 해주세요. 집을 고를 때 주방의 환기시설과 창문의 위치도 중요하겠죠?

요즘은 가스 대신 전기레인지를 많이 사용하는 추세입니다. 둘 중 어느 것이 친환경적일까요? 가스는 화석연료입니다. 하지만 전기도 대부분이 석탄 원료의 공장에서 나오죠. 그러니 둘 다 화석연료입니다. 일반적으로 요리를 하는 사람들은 가스를 더 선호합니다. 불 조절이 쉽고 순간적으로 화력이 나와 자유자재로 요리할 수 있으니까요. 게다가 스위치를 끈 순간 완전히 꺼져 낭비가 없습니다. 반면, 전기레인지는 오랜 시간 사용할 때 가스보다 에너지를 덜 사용하지만 금속 제품이나 바닥이 평평한 주방기구를 써야 효과적입니다. 둘 중 어느 것이 좋다기보다, 각자의 라이프스타일과 가격에 맞춰 구매하는 것이 좋겠죠? 물론, 친환경적인 제품이라면 앞으로 10년은 너끈히 쓸 수 있어야 하고요.

에코칙 팁 우리 집은 안전할까요?

- 집은 안전하다는 생각! 이제 버리세요. 잘 관리하지 않으면 외부보다 집이 나와 가족의 건강에 더 해로울 수 있다는 사실을 늘 기억하세요.
- 가구, 집 구조물 등 사용하고 있는 제품들을 점검해보세요. 비가 새는 곳은 없나요? 수도가 완전히 잠기지 않거나 배수구가 막혀 있을 수 있습니다. 이곳을 통해 집먼지진드기, 곰팡이가 서식할 수 있으며 이로 인해 각종 세균과 오염이 발생할 수 있습니다.
- 석면에 노출되어 있지 않은지 체크하세요. 석면은 오래된 건물에서 발견되는 광물입니다. 우리나라의 경우 지하철이나 오래된 공공건물, 지은 지 오래된 집(주로 농촌)에서 아직도 발견되며 극소량만 흡입해도 폐암이나 폐질환을 야기시킬 수 있는 무서운 존재이죠. 멀리할수록 좋습니다. 단, 여러분이 직접 제거하면 더 위험할 수 있습니다. 반드시 전문가에게 의뢰하세요.
- 개나 고양이를 식구로 맞을 계획이 있다면 한 번 더 생각을! 반려동물

을 들이기 전에 철저한 준비가 필요합니다. 청소는 규칙적으로 할 수 있는지, 환기는 잘 되는지, 반려동물을 씻길 공간이나 준비는 충분한지 등을 체크하세요. 구충제도 꾸준히 복용해야 하고요. 준비되지 않은 상태에서 함께 살기 시작하면 반려동물이나 사람이나 피부병과 기생충으로부터 안전할 수 없답니다.

아시나요? 담배는 이제 그만!

2009년 국제보건기구에 따르면 매년 약 500만 명가량이 흡연으로 사망하는데, 그중 간접흡연으로 인한 사망자가 약 60만 명에 달한다고 합니다. 담배는 기호식품이지만 에코칙에게 정말 어울리지 않는 인공 화합물입니다. 당연히 살아 있는 우리 몸과 코드가 맞지 않겠죠. 1970~1980년대, 오직 경제 살리기에 급급해 환경과 건강을 생각하지 않았을 그때에는 심각한 표정으로 담배 연기를 뿜어내는 모습이 멋있어 보였겠지만요. 담배 피우는 모습을 멋있게 포장하는 마케팅은 이제 그 기업의 윤리성까지 의심케 하는, 범죄 행위나 다름없습니다. 그 어느 누구라도 흡연자는 절대 집에 들이지 마세요. 간접흡연자가 흡연자보다 폐암에 더 쉽게 노출된다는 연구결과를 간과하지 마세요.

*집안일도 폼 나게!
에코칙의 홈 워킹

뿌리는 것만으로? 얼마나 독하기에!

　집 안 구석구석의 때를 벗길 때, 가족 건강을 생각해보셨나요? 처음 미국에 가서 대형 슈퍼마켓을 구경할 때가 생각납니다. 우리나라에서는 구경하지 못했던 다채로운 향의 방향제와 화장실, 주방, 베란다 등 용도에 따라 다양한 종류의 세제까지……. 없는 것 빼고 다 있는 청소용품 코너를 시간 가는 줄도 모르고 구경했었죠. 굳이 집안 청소에 관심이 많아 청소용품 코너에 매료되었던 것은 아닙니다. 지금 생각해보면, 그것들만 있으면 마치 금방이라도 집안 구석구석 쌓여 있는 때를 말끔히 씻어낼 수 있지 않을까 착각했던 것 같네요.

　지난 수십 년 동안 세제들은 먼지와 세균을 퇴치한다는 명목으로 표백제, 암모니아, 알코올 등의 독한 성분과 색소, 향으로 범벅되어 점점 강해지고 있습니다. 대부분의 세제에는 불필요한 항생제까지 들어 있습니다. 뿌리는 것만으로 찌든 때와 곰팡이 때가 말끔히 사라진다는 세제도 등장해 청소에 지친 주부들을 유혹하고 있죠. 하지만 얼마나 강하고 독한 성분이 들어 있기에 단지 뿌리는 것만으로 찌든 때가 사라질까요? 이처럼 강한 성분들은 먼지와 때, 나쁜 세균만 제거하는 것이 아니라 우리 가족의 건강, 특히 눈과 호흡기까지 공격할 수 있습니다. 면역력이 약한 아이들과 반려동물에게 더 치명적일 수 있고요. 저도 한동안 편리함의 유혹에 빠져서 욕실은 물론, 음식을 만드는 주방에까지 뿌리고 바르고 닦고, 또 뿌리고 바르고 닦고를 반복했습니다. 그런데 손의 껍질이 벗겨지고 습진이 생기더군요. 피부가 좀 약한 편이긴 했지만 이렇게 즉각 반응이 오니 할 수 없이 연구소에서 나온 것 같은 청소물품을 사용할 수가 없게 되었습니다. 그래서 천연 성분으로 세제를 하나 둘 만들기 시작해, 이제는 모든 곳에 직접 만든 '순수 세제'를 사용하게 됐습니다. 놀랍게도 아무리 더러운 때와 얼룩도 사실은 몇 가지 재료로 충분히 제거할 수 있더라고요. 베이킹 소다, 붕산, 레몬주스나 레몬, 물비누. 이 네 가지면 충분합니다.

찬장 속에서 매직 세제 찾기

자, 그럼 나만의 '순수 세제'를 만들어보실까요? 나와 우리와 지구를 위해서 말이죠. 반복해서 기억하자면, 지구와 우린 소중하니까요!

만능둥이

준비물_ 베이킹 소다 2분의 1컵, 식물성 물비누, 레몬 반 개

큰 그릇에 베이킹 소다와 물비누를 넣고 크림처럼 될 때까지 저어줍니다. 좀 더 섹시하게 사용하고 싶다면 레몬을 반으로 잘라 단면에 이 크림을 바른 다음, 더러운 부분을 반짝반짝 닦아주세요. 크림이 남았다면 글리세린 몇 방울을 넣고 유리병에 보관해 재사용하고요.

유리 반짝이

준비물_ 식물성 물비누 2분의 1작은술, 식초 3큰술, 물 2컵

빈 스프레이 통 안에 세 가지 재료를 넣고 흔들어주면 완성! 식초는 무엇이든 괜찮지만, 흰 식초가 가장 좋습니다. 식초 냄새가 싫다면 아로

마 오일 몇 방울로 해결할 수 있답니다. 유리에 스프레이하고 다 본 신문지나 100퍼센트 면 헝겊으로 닦아주세요. 기존의 유리 세정제가 남긴 얼룩까지 말끔히 제거합니다.

바닥 도우미

준비물_ 식물성 물비누 8분의 1컵, 흰 식초 8분의 1컵, 물 3.8리터, 아로마 오일 10방울

대야에 모든 재료를 넣고 섞은 다음, 손걸레나 대걸레에 묻혀 바닥을 닦아주세요. 바닥이 대리석이라면 물비누를 빼고 식초를 4분의 1컵으로 늘리고요. 원목마루라면 식초 2컵, 올리브나 호호바 오일 1큰술, 아로마 오일 몇 방울을 섞어서 걸레로 문지르세요. 20분 후 마른 걸레로 남아 있는 물기를 제거하고 환기시키면 바닥의 얼룩 제거는 간단히 끝납니다.

곰팡이 안녕

준비물_ 흰 식초 2컵, 물비누 3큰술, 티트리 오일 20방울, 물 2컵

식초 2컵을 스프레이 통에 넣고 군데군데 습한 곳에 뿌려줍니다. 날씨가 좋다면 외출 바로 직전에 뿌리고 창문을 열어놓고 나가세요. 오래되어 끈질긴 곰팡이나 세균은 투자가 더 필요합니다. 여드름 제거를 위해 구입했던 티트리 오일, 물비누, 물을 섞어 뿌려주면 말끔히 소독도 되고 냄새도 완벽히 제거할 수 있답니다.

베이킹 소다의 대단한 활약!

왠지 화학물질처럼 보이는 베이킹 소다. 하지만 천연 상태의 광물질이 지상이나 지하의 물에 녹으면서 발생된 천연 미네랄에서 수분을 증발시켜 만든 천연 성분이랍니다. 정화 작용이 탁월한데, 미국에서는 호수

나 강이 오염되었을 때 제일 먼저 찾는 것이 베이킹 소다라고 하네요. 약알칼리성인 베이킹 소다가 오염의 주 원인인 산성 물질을 중화시키기 때문이지요. 이런 원리가 친환경적인 세제로는 금상첨화! 이 닦을 때도, 세탁물을 희게 만들 때도, 부엌이나 욕실의 기름때, 묵은 때를 제거할 때도 탁월한 효과를 발휘하고, 심지어 악취 제거를 할 때도 두루두루 활약합니다. 단, 이름이 비슷한 베이킹 파우더에는 식재료로 사용하기 위한 첨가물이 들어가 있으므로 가능한 한 베이킹 소다를 사용하세요.

- 바닥 얼룩 제거_ 크레파스, 연필, 잉크 등 잘 지워지지 않는 얼룩도 베이킹 소다 하나면 OK! 물에 적신 스펀지 위에 베이킹 소다를 조금 뿌린 다음 얼룩에 대고 문지르고 물로 헹궈주세요. 아주 강한 얼룩이 아니면 효과 만점이랍니다.
- 냄비 얼룩, 찌든 때_ 냄비 찌든 때는 베이킹 소다 가루를 물에 푼 다음 15분 끓인 후 닦아줍니다. 그래도 잘 지워지지 않는 묵은 때는 냄비 표면을 물에 적신 후 베이킹 소다를 직접 뿌려 하룻밤 정도 두었다가 닦으면 됩니다.
- 팬 기름때 제거_ 소다를 팬에 뿌린 후 5분 정도 놔둡니다. 살짝살짝 문지른 후 헹구어주면 찐득찐득 눌어붙었던 기름때도 말끔하게 사라집니다.
- 각질 제거_ 얼굴을 물에 적신 다음 물과 베이킹 소다를 1:3으로 섞은 것을 발라 원을 그리며 부드럽게 마사지해줍니다. 깨끗이 물로 헹구면 얼굴은 청정 지대! 한 시간은 아무도 뽀뽀하지 못하게 하세요.

- 하얀 치아 만들기_ 물과 베이킹 소다를 1:3으로 섞어 만든 페이스트는 치약으로도 활용도 만점! 치아가 반짝반짝 하얗게 빛난답니다.
- 악취 제거_ 땀 냄새는 나는데 씻을 시간이 없다고요? 겨드랑이에 베이킹 소다를 뿌려주세요. 냄새를 빨아들여 말끔하게 없애줍니다.
- 가벼운 소화불량 치료_ 물 반 컵에 베이킹 소다 2분의 1작은술 섞은 것을 꿀꺽꿀꺽 마십니다. 조금 역할 수 있으니 코를 막고 드셔보세요.

에코칙 팁 값싼 재료의 뛰어난 재능들

요리에만 사용하기에는 재능이 넘쳐나는 재료들이 있습니다. 비싸고 맛있는 재료는 음식에 사용하고, 가정에서 쉽게 구할 수 있는 값싼 재료가 갖고 있는 재능을 적극 살려보세요!

쌀

입구가 작고, 목이 긴 병은 어떻게 씻을까요? 전용 솔이 없을 때는 더욱 난감하죠? 따뜻한 물을 병의 4분의 3정도 채우고 쌀 1큰술을 넣은 다음, 손으로 입구를 막고 아주 힘차게 흔들어주세요. 병을 흔들면서 운동도 하고, 병 속의 묵은 때도 제거하니 일석이조의 효과를 얻을 수 있겠네요!

레몬

레몬은 다재다능합니다. 향도 탁월한 레몬은 지속 가능하고 섹시한 재료

중에서도 으뜸입니다. 특히 소금과 만나면 그 능력이 배가 되지요. 찌든 때가 상주하는 주방의 조리대는 특히 음식을 요리하는 곳이라 화학 세제를 쓰기에 더욱 꺼려지는 곳입니다. 세제나 락스 대신 레몬＋베이킹 소다 크로스! 레몬을 반으로 잘라 그 단면에 베이킹 소다를 바르고 문지른 후 젖은 천으로 닦아주세요. 완전히 건조된 후에는 향긋한 레몬향이 남아 주방의 냄새까지 잡아준답니다. 단, 대리석이나 스테인리스 스틸은 너무 박박 문지르면 색이 변할 수도 있으니 조심하세요!

플라스틱이나 나무도마 세척도 결코 만만하지 않은 일입니다. 레몬 단면으로 문지른 다음 20분쯤 두었다가 물로 닦아주세요. 기름때로 얼룩진 접시나 냄비는 세제에 레몬즙 1작은술을 섞어서 닦아보세요. 기름때가 훨씬 잘 빠져 세제의 사용량을 훨씬 줄일 수 있답니다. 생선이나 해물을 요리한 다음 손에 남아있는 비린내도 레몬으로 살짝 문지르면 해결됩니다. 아끼던 흰옷이 누렇게 변질되어 속상하다면, 섬유 유연제 대신 반 컵 정도의 레몬주스를 넣어주세요. 양념과 반찬으로 얼룩진 플라스틱 용기의 변색된 곳도 레몬주스가 특효! 햇볕에 놔두고 마른 후 닦아주면 얼룩이 쉽게 제거됩니다.

식용유

식용유는 먼지를 없애고 흠과 결점을 감춰줍니다. 오래되어 빛바랜 목재에 윤기를 주기도 하고요. 팬에 붙은 찌꺼기는 식용유와 굵은 소금으로 문지른 후 뜨거운 물로 헹구세요. 페인트나 염료가 묻은 손은 먼저 식용유로 문지른 후 비누로 닦으면 더 쉽게 얼룩이 제거됩니다. 아끼는 구두를 더 오래 신고 싶다면, 젖은 천으로 먼지를 제거한 후 식용유를 부드러운 천에 묻혀 매일매일 닦아보세요. 참, 어떤 식용유라도 상관 없지만 향이 없는 것으로 고르세요.

 아시나요? 만능 일꾼 EM 발효액

지속 가능하면서도 섹시한 세제로 떠오르고 있는 EM 발효액은 유용한 미생물군Effective Micro-organisms 원액을 베이스로 하는데, 그 속에는 효모, 유산균, 누룩균, 방선균 등 80여 종의 미생물이 들어 있답니다. 인류가 오래전부터 식품의 발효 등에 이용해온 이런 미생물들은 항산화 작용을 통해 서로 공생하며 부패를 억제해 자연을 소생시킵니다. 악취 제거, 수질 정화, 금속 및 식품의 산화 방지 등에도 뛰어난 효과를 보이고요. 하지만 만드는 방법은 초간단! 쌀뜨물과 EM 원액, 설탕, 천일염만 준비한다면 집에서도 만들 수 있답니다. EM 원액은 시중에서 쉽게 구입할 수 있습니다. 지역자치구에 따라 EM 발효액을 무상 공급하는 곳도 있다고 하니 알아보세요.

① 쌀뜨물을 2리터 준비합니다. 첫물은 버리고 두 번째 나온 신선한 쌀뜨물을 모아주세요.
② 설탕 20그램과 천일염 10그램을 차례로 넣어 쌀뜨물에 녹여줍니다.

③ 빈 통에 ②를 넣고 EM 원액 15~20밀리리터를 첨가해 흔들어줍니다.
④ 미생물이 발효될 수 있도록 섭씨 20~27도에서 7~10일가량 보관합니다.
⑤ 발효 가스가 생성되므로 2~3일에 한 번씩은 뚜껑을 열어 가스를 빼주세요.
⑥ 약간 시큼한 막걸리 냄새가 나면 완성! 발효가 아주 잘되면 사과향이 난답니다.

이렇게 만든 EM 발효액은 어디에 어떻게 사용할까요? 적당히 물에 희석해 설거지할 때 일반 주방세제 대신 쓰면 기름때까지 말끔히 닦인답니다. 얼룩이 많은 그릇은 EM 발효액을 희석하지 않고 그대로 수세미에 묻혀 사용합니다. 환기팬 등 기름때가 낀 주방용품은 살뜨물 EM 발효액에 5~6시간 담가두세요. 희석한 EM 발효액을 행주나 천에 적셔 냉장고를 청소해도 좋고, 가구, 유리창 등을 닦을 때에도 두루두루 사용합니다. 100배로 희석한 EM 발효액을 분무기에 넣어 주방용 도마나 신발장에 뿌려도 되고요. 욕실 청소에도 EM 발효액을 사용하면 곰팡이와 물때는 물론 악취까지 잡을 수 있답니다. 100~500배 희석해 의류, 침구, 카펫에 뿌려주면 집먼지진드기도 잡고, 정전기도 예방할 수 있고요.

*지속 가능한 에덴동산에서 섹시해지기

에덴동산은 어디에나 만들 수 있다!

　사람들은 지속 가능한 음식을 먹고 더 섹시해지길 원합니다. 친환경 슈퍼마켓에서 식품 재료를 구입하고 유기농 레스토랑을 찾아가곤 하지만, 결국 100퍼센트 믿을 수는 없으면서 비싸기만 한 가격에 실망하게 마련이죠. 그렇다면 작은 음식 재료부터 직접 길러보는 것은 어떨까요? 자신의 주변에 난 음식물만 먹는 사람을 일컫는 로카보어라는 단어가 새로 생긴 것만 보아도, 이런 움직임이 전혀 낯선 것은 아닙니다. 물론, 화분에 허브 조금 심었다고 당장 시장을 안 봐도 되는 건 아니지만, 작은 화초를 기르면서 자연을 만끽할 수 있는 즐거움은 무엇과도 바꿀 수 없습니다. 넓은 공간이 필요하지도 않습니다. 길을 걷다가 보도 블록 사이에 끼어 자라는 풀들을 보셨죠? 적당한 햇빛, 습도, 공기, 그리고 사랑만 있으면 식물들은 어디서든 자랄 수 있답니다.

　인간과 동물이 주변에 널려 있는 풍요로운 자연과 함께 사는 세상. 비록 대자연의 어느 곳처럼 넓고 광활하지 않더라도 지금 머무르는 곳에 자연을 접할 수 있는 공간만 있다면 그곳이 에덴동산 아닐까요? 지금, 집 안 한쪽에 아주 작게라도 에덴동산을 만들어보세요.

에덴동산을 만들기 전, 체크 리스트

　□ 채광을 점검해주세요_ 꽃이나 화초는 종류에 따라 다르지만, 채소를 기르려면 최소한 하루에 8시간은 햇빛이 필요합니다. 집 안의

베란다, 창가, 마당의 채광을 관찰해보세요.
- 심을 곳을 지정하세요_ 심을 곳부터 물색하세요. 손바닥만 해 보이겠지만 초보자들에겐 1평 정도의 땅이 채소를 심기에 적당합니다. 화초라면 작은 화분도 좋습니다.
- 울타리도 고려해주세요_ 자연에서 채소를 심는다면, 울타리는 필수입니다. 배고픈 동물들이 호시탐탐 노릴 테니까요.
- 흙에서 나고 흙으로 돌아갑니다_ 건강한 흙이 필요합니다. 화학비료는 식물에 침투될 뿐 아니라 흙 속의 이로운 박테리아, 벌레, 유기물 등을 해칠 수 있으니까요. 조금 더 익숙해지면 낙엽, 풀 등과 동물의 거름으로 천연퇴비를 만들어 사용할 수 있습니다.
- 선호하는 식물을 메모해두세요_ 즐겨 먹는 채소, 피부 미용에 좋은 과일, 보는 이를 즐겁게 하는 꽃, 기분까지 상큼해질 화초 등 무엇이 나에게 더 많은 기쁨을 줄지 골라보세요. 식물의 취향도 중요합니다. 식물별로 라이프스타일이 각각 다르니 리스트를 만들어 꼼꼼히 체크하세요. 다년생 식물과 일년생 식물을 섞어서 심는 것도 좋은 방법입니다. 1년 365일 지속 가능하게 '푸름'을 즐길 수 있으니까요.

내 집에 에덴동산 모셔 오기

step 1 꽃시장 가기

자, 이제 정성과 사랑을 듬뿍 줄 식물을 골라야 합니다. 기르고 싶은 식물 리스트를 준비했다면 직판장으로 가보세요. 가격도 저렴하고, 건강한 상품이 많이 준비되어 있습니다. 가장 좋은 방법은 산지에서 직접 분양받는 것이지만, 가까운 도매상가나 화훼 공판장도 좋은 식물을 만날 수 있는 곳이랍니다. 서울의 경우를 예로 들어볼까요? 고속터미널 꽃시장에는 주로 생화가 많지만 텃밭 식물도 찾을 수 있습니다. 새벽에는 주로 도매가 이루어지고, 오전 10시~오후 1시에는 소매 구입도 가능합니다. 남대문시장의 대도꽃도매상가에서도 꽃과 식물을 구입할 수 있습니다. 양재동 화훼공판장에는 화분이나 집에서 기를 수 있는 식물이 많습니다. 이 같은 도매화훼단지는 다른 곳에서도 찾을 수 있는데, 구파발의 구파발화훼단지와 종로 5가의 꽃상가가 있습니다. 최근 웰빙 열풍의 영향인지 동네 꽃집에도 봄이면 각종 허브를 비롯해서 상추, 토마토 등 집에서 쉽게 기를 수 있는 텃밭 식물을 판매하니 관심을 기울여보세요.

양재동 화훼공판장 02-579-8100 www.yfmc.co.kr

농협중앙회 부산화훼공판장 051-310-8800

광주원예농협 062-250-7000 www.wonhyup.com

영남화훼농협 055-329-0450

한국화훼농협 031-910-8057 www.e-kflower.co.kr

step 2 묘종이나 유기농 채소 고르기

토마토, 상추, 고추, 깻잎, 치커리 등은 온라인에서 텃밭 세트로 편리하게 구입할 수 있습니다. 씨앗을 심는 것도 좋지만 초보자들에겐 분갈이가 버거울 수 있으므로 묘종 세트로 구입하는 것도 괜찮은 방법입니다.

□ 꼼꼼히 몸을 살핍니다_ 같은 종류의 다른 식물들과 비교하며 잎과

줄기 등을 잘 살펴봅니다. 만약 식물이 가늘고 길어 부러질 것 같다면, 영양이 부족하다는 증거입니다. 화려할 정도로 울창하고 푸른 잎을 가진 식물을 선택하세요.
☐ 뿌리를 보세요_ 식물에게 영양과 수분을 제공하는 가장 중요한 통로는 뿌리입니다. 만약 뿌리가 구불구불 엉켜서 서로를 방해하고 있으면 성장에 문제가 있는 식물입니다. 심겨진 화분에 뿌리보다 흙이 더 많으면 발육 저하를 가져올 수도 있고요. 뿌리와 흙이 적당히 섞여 있고 촉촉해 보이는 식물이 건강하게 자란답니다.

이런 식물은 절대 고르지 마세요.

- 갈색의 파삭파삭한 잎 가장자리_ 수분이 부족했거나 스트레스를 받은 것입니다.
- 노란 잎_ 물을 너무 많이 준 식물이에요.
- 얇고 색 바랜 잎_ 거미, 진드기를 의심하세요.
- 많이 부러진 줄기_ 너무 험하게 다뤄졌네요.
- 잎 아래의 작은 상처들_ 해충이 얼마나 괴롭혔을까요.
- 시들고, 갈색이며 반점이 있는 잎_ 곰팡이 균이 퍼져 있네요.

step 3 심기

꽃이건 채소이건 그룹을 지어 심는 것이 좋습니다. 함께 심어주면 잡초도 적게 나고, 물 낭비도 덜하며 퇴비와 영양분을 더 흡수하니까요. 대신 가장자리에 물과 공기가 나갈 구멍을 만들어주어야 순환이 잘 된답니다. 아이가 자라면서 전에 입던 옷이 작아지듯이 묘종도 자란다는 것도 기억하고 공간을 확보해주세요.

 에코칙 팁 지구에 만들어진 다양한 에덴동산들

- 집 안에 자투리 공간이 없다면 움직이는 에덴동산은 어떠세요? 미국 뉴욕 시에는 '트럭 농장'이라는 것이 있습니다. 아루굴라, 상추, 브로콜리, 허브 등이 심겨 있는데, 주인은 물론 이웃 주민들이 같이 보살피고

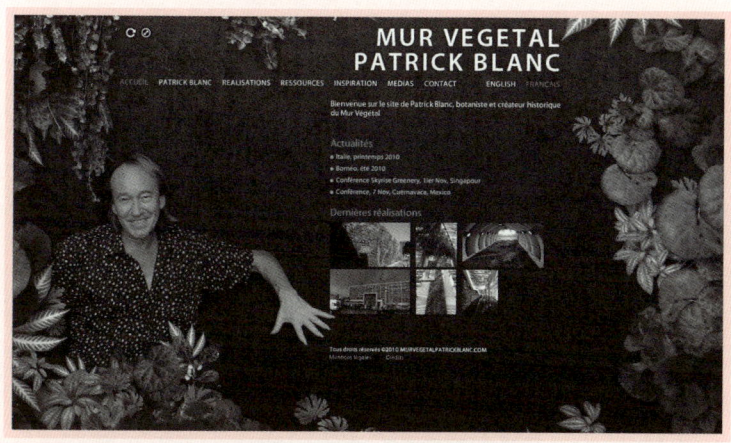

온통 초록풀로 뒤덮인 패트릭 블랑의 사이트_
꼭 땅이 아닌, 어디에서도 풀은 자랄 수 있다는 증거를 재미난 아이디어로 풀어내고 있습니다.

따 먹기도 한다고 하네요.

• 트럭이 없으면 수레도 좋습니다. '움직이는 도시 정원'이란 단체는 유기농법 기술에 기동력 요소를 더하여 수레에 움직이는 정원을 만들었습니다. 퇴비와 자갈을 깔고 양배추, 당근, 콩, 고추 등을 심고 다니는데, 햇볕을 기다리지 않고 찾아다닐 수 있어 수레의 식물들은 더 튼튼하게 자란다고 하네요.

• 패트릭 블랑Patrick Blanc이란 건축가는 '수직 정원 프로젝트www.murve-getalpatrickblanc.com'로 녹색 정원을 만들고 싶었던 자신의 꿈을 세계 곳곳에서 실현하고 있습니다. 풀을 꼭 땅에만 심어야 할까요? 공간이 작다고 포기해야 하나요? 창의력이 담긴 지속 가능한 에덴동산을 설계해보세요. 지금 있는 곳이 바로 에덴동산이 될 수 있답니다.

아시나요? 긴 여행, 화초는 이렇게!

긴 여행을 좋아하는 당신, 반려동물만큼 화초가 더 걱정이라구요? 큰 용기에 수건을 깔고 물을 5센티미터쯤 자작하게 부어준 다음 그 위에 화분을 놓습니다. 이렇게 두기만 하면 물을 조금씩 빨아들여 1~2주일은 거뜬히 생생한 푸른 잎을 유지할 수 있답니다.

06

Eco-friendly Occasions

지구를 수놓는 푸른 발자국들

*
환 경 자 각
QUIZ

---

1. 다음 중 명절날 산처럼 쌓인 설거지를 가장 지속 가능하고 섹시하게 하는 방법은 무엇일까요?
   a. 일주일간 내버려 두었다가 나중에 한다.
   b. 설거지 기계에 넣고 한 번에 한다.
   c. 나올 때마다 재빨리 손으로 한다.
   d. 개한테 핥게 한다.

2. 세 명의 친구와 국토대장정을 계획했다면, 가장 친환경적인 교통수단은 무엇일까요?
   a. 버스   b. 비행기   c. 기차   d. 자동차(하이브리드)

3. 여행 중 식사할 장소를 고르는 것 역시 지속 가능하고 섹시해야 합니다. 다음 보기 중 가장 적합한 식당은 무엇일까요?
   a. 채식주의 식당   b. 저렴한 패스트푸드 식당   c. 재래시장   d. 체인점 식당

4. 다음 중 가장 지속 가능한 여행 선물은 무엇일까요?
   a. 그 지방(나라) 장인의 수공예품   b. 유기농 티셔츠
   c. 그곳 해안의 조개껍데기   d. 면세점 화장품

1_ b
도자기나 섬세한 잔 같은 경우는 손으로 세척하는 것이 낫지만 명절날 생기는 기름 낀 많은 양의 설거지는 기계를 이용하는 것이 오히려 더 에너지를 아낄 수 있습니다. 참, 버튼을 누를 때는 에너지 효율을 가장 크게 하고 사용하세요.

2_ d
4명이 같이 탄다면 하이브리드 자동차가 가장 좋은 선택이고, 비행기가 가장 나쁜 선택입니다. 만약 뉴욕에서 샌프란시스코까지 여행한다면 하이브리드 자동차는 한 사람당 138킬로그램의 탄산가스를, 버스는 236킬로그램, 기차는 553킬로그램, 비행기는 1,110킬로그램을 배출합니다.

3_ c
재래시장이 신토불이 로컬 음식 재료를 찾을 수 있기 때문에 화석연료를 제일 절약할 수 있습니다.

4_ a
언제나 그 지방에서 수작업을 통해 자연적으로 생산된 것을 구입하는 것이 친환경적입니다. 유기농 티셔츠는 대량생산 판매되는 것이라면 그리 친환경적이지 않습니다. 조개껍데기, 동물, 돌, 풀 등은 구매하거나 가져오지 말아야 합니다. 이런 행동은 생태계를 해칠 수 있으니까요.

물질과 내면의 균형을 지키는 행복한 삶을 위해

소비의 천국이라 불리는 미국은 한때 흥청망청 물건을 사들였습니다. 그다지 특별하지 않은 것에도 "Soooooo~ cute!"라고 감탄사를 내지르며 충동구매하기 바빴죠. 미국인들은 무엇이든 필요하면 무조건 사고 싫증나면 쉽게 버렸습니다. 하지만, 미국발 경제위기로 그들도 자각하기 시작해, '적을수록 풍부하다 Less is More'라는 슬로건이 유행하고 있습니다. 생각 없는 소비를 반성하기 시작한 것이지요. 화려함과 풍부함보다는 심플하고 부족하리만큼 적당한 것이 아름다움의 기준이 되고 있습니다.

우리의 생활은 어떤가요? 기분전환을 위해 사들인 가구와 멋으로 사들인 가전제품으로 가득 차 있지 않은가요? 결국 이런 것들이 우리가 사는 지구를 힘들게 하고 있습니다. 그렇다고 해서 편리하고 좋은 물건들을 모두 포기하는 것이 정답은 아닙니다. 포기는 아쉬움을 남기기 때문입니다. 이런 아쉬움을 '만족'으로 바꿔보면 어떨까요? 물질로부터 얻은 기쁨은 오래가지 않습니다. 반면, 내면으로부터 느끼는 기쁨은 영원합니다. 물질과 내면의 균형을 지키는 생활에서 지속 가능하고 행복한 삶을 체험하게 됩니다.

*Less is More, 적을수록 풍부하다

'낭비를 막는' 정신 근육 스트레칭

지금 있는 곳의 주변을 둘러보세요. 꼭 필요한 물건들과 그렇지 않은 물건들의 비율이 얼마나 되나요? 만약 필요하지 않은 물건들이 20퍼센트 이상을 차지하고 있다면, 지금 '낭비를 막는 정신 근육 스트레칭'이 필요합니다.

- 조금만 덜!_ 자각하지 않은 소비의 패턴을 바꿔보세요. 인식의 변화만으로도 낭비를 막을 수 있답니다. 중국식당에 주문할 때, 늘 그랬던 것과 달리 탕수육만 시키고 자장면은 생략합니다. 탕수육만으로도 우리는 충분히 만족할 수 있답니다. 커피도 라지에서 미디엄으로 사이즈를 낮추고요. 큰 TV는 물론 최고의 화질을 제공하지만, 작은 TV로 봐도 프로그램의 재미는 같습니다.
- 오늘은 생략!_ 하루 한 잔의 커피는 우리의 몸과 마음을 행복하게 합니다. 그러나 자각하지 않고 습관적으로 마시는 커피가 바로, '해도 안 해도 똑같은 불필요한 낭비'는 아닐까요? 한 달 동안, 하루의 스케줄에서 커피를 '생략'해보세요. 이렇게 아낀 커피 값이 자그마치 8만 원에 달합니다. 공돈이 생긴 듯한 즐거움을 체험하면, 일부러라도 이렇게 생략 게임을 즐기게 될 거예요.
- 대안 찾기_ 가격도 비싸고 탄소도 마구 뿜어대는 소고기를 대신할

수 있는, 더 맛난 단백질 공급원은 의외로 많이 있답니다. 꽃등심을 기름기 쫙 뺀 보쌈이나 구운 통닭으로 대체해보세요. 건강에도 좋고, 주머니도 두둑해지며, 우리의 지구도 건강해질 수 있습니다. 지금 셀러브리티들은 돼지고기 요리에 빠져 있다고 하네요.

☐ 유혹 없애기_ 배고플 때엔 장을 보러 나서지 마세요. 허기가 지면 정신이 혼미해져서 모든 것이 맛있어 보입니다. 결국 계획에도 없는 음식과 재료를 마구 쇼핑백 안에 담게 되고, 꼭 나중에 후회하게 되지요. 이런 유혹을 없애기 위해서는 쇼핑 전에 반드시 리스트를 작성하세요. 최저가 비교는 물론 다양하게 상품도 비교해볼 수 있는 온라인 쇼핑은 충동구매의 유혹으로부터 달아나는 데 좋은 쇼핑법입니다.

☐ 미뤄보기_ 장 보는 계획을 잠시 미루고 냉장고에 보관되어 있는 재료부터 둘러보세요. 욕심은 언제나 섹시하지 않습니다. 정말 필요한 것을 구입할 때도 결제를 미룰 때까지 미뤄보세요. 고가의 물건이라면 반드시 필요한 행동입니다. 언젠가 노트북을 사려고 장바구니에 담아놓고선 결제를 미루고 미뤘던 적이 있는데, 6개월 정도 지난 후 다시 들어가보니 장바구니의 결제 예상 금액이 3분의 1이나 줄어 있었습니다. 물론 새로운 모델이 출시되어 가격이 낮아진 것이지만, 기다리다 보니 뜻밖의 횡재를 한 셈이죠. 새 모델보다 구매를 미뤘던 구형 모델의 기능이 더 욕심났기에 고민 없이 '득템'했답니다.

'풍요로워지는' 정신 근육 스트레칭

'나'를 채우기보다 '주변'을 채우기에 익숙해 있지 않았나요? 자, 이제는 물질보다 나에게 관심을 쏟을 차례입니다. 물질에서 자유로워지면 자신을 돌아볼 여유가 생깁니다. 먼저, '나'를 행복하게 만들어보세요. 내가 채워지면 풍요로워지고, 물질에서 얻는 행복 이상의 행복을 느끼게 됩니다. 자신의 지속 가능한 행복을 위해서 무엇을 하고 싶은가요?

- ☐ 영화 보기_ 로맨틱 코미디보다, 액션 대작보다 지속 가능한 지구를 이야기한 영화를 골라보세요. TV 다큐멘터리에서 영화로까지 만들어진 〈아마존의 눈물〉은 나와 우리 지구에 대한 사랑을 느끼게 해줄 것입니다. 쓰레기로 만든 로봇이 주인공인 〈WALL-E〉는 픽사 애니메이션 스튜디오 Pixar Animation Studio의 환상적인 기술과 함께 우리에게 깊은 감동을 전합니다. 대단한 흥행 성적을 낸 영화 〈아바타〉역시 지구에 대입 가능한 이야기이지요. 〈워낭 소리〉, 〈불편한 진실〉, 〈슈퍼사이즈 미〉등 지속 가능한 지구를 생각하는 영화는 감정을 풍부하게 해주는 것은 물론 부족함의 미덕을 다시 한번 일깨우는 계기도 마련해줍니다. 조금 더 관심이 깊어졌다면 서울환경영화제 www.gffis.org를 찾아보세요.
- ☐ 멸종 동물 알아보기_ 반딧불을 본 적 있나요? 공기 맑은 깊은 숲속에 가면 운 좋게 볼 수도 있지만 도시에서는 불가능합니다. 반딧불처럼 주위에서 차츰차츰 없어지는 동물들은 보는 것만으로도 우리에게 생명의 소중함을 느끼게 해줍니다. 2010년 아카데미 다큐

멘터리상을 수상한 미국 영화 〈더 코브The Cove-슬픈 돌고래의 진실〉은 미국 환경운동가들이 찍은 작품으로, 일본의 전통 어업인 돌고래잡이를 비판합니다. 돌고래를 작살로 잡아 핏빛으로 물드는 바다를 보고 나면, 왜 아직 이런 잔인한 행위가 법으로 금지되지 않고 있는지 의문과 분노가 솟아오르게 됩니다. 수질 오염으로 급격히 개체 수가 줄어들고 있는 멕시칸 워킹 피쉬mexican walking fish처럼 어류종의 멸종도 급속하게 진행되고 있다고 합니다. 지금 이 순간에도 많은 동물들이 지구상에서 영원히 사라지고 있습니다. 멸종 위기에 놓여 있는 동물들에게 관심을 가져보세요.

☐ 나만을 위해 요리하기_ 정성껏 요리해서 먹는 것만큼 행복한 일이 또 있을까요? 오로지 '나'만을 위해서 해피밀을 만들어보세요. 그동안 먹고 싶었지만 여의치 않아 맛보지 못한 요리를 떠올려보세요. 단, 입에 끌리는 것도 좋지만 몸, 마음, 정신 모두에 행복감을 줄 수 있는 음식을 찾는 것이 좋습니다. 세로토닌serotonin은 뇌에서 분비되는 신경전달물질로 스트레스, 고민, 갈등을 줄여준다고 합니다. 콩, 돼지고기, 붉은살 생선, 브로콜리, 바나나, 양배추, 감자 등 비타민 B군, 포도당, 트립토판이 들어 있는 음식이 세로토닌을 생성한다고 합니다. 친구와의 다툼, 동료들과의 오해 등 힘든 일을 겪을 때마다 '내 영혼을 위한 수프'를 끓여보세요. 신선한 토마토, 감자, 당근, 콩, 샐러리, 양파처럼 좋아하는 재료를 한 냄비에 넣고 푹 익을 때까지 국자로 저으며 아픔까지 녹여버린다고 생각하세요. 이렇게 만든 채소 수프를 커다란 볼에 가득 담아 천천히 정성

껏 꼭꼭 씹어 배부르게 먹습니다. 이 마법의 수프는 마음의 아픔을 곧잘 고쳐주는데, 체중 조절과 피부 미용에도 탁월한 효과를 보이니 더 기특하답니다.

▫ '사색 걷기' 실천하기_ 여러 가지 일로 머리가 복잡할 때, '사색 걷기'를 추천합니다. 천천히 숨을 들이쉬면서 네 발자국, 내쉬면서 네 발자국을 걷습니다. 최소한 3분 동안 걷는데, 더 오래 걸을수록 좋습니다. 동작은 천천히 하고 숨에 집중하면 어느새 편안해지는 나를 발견하게 됩니다. 사색 걷기가 습관화가 되면 충만한 행복을 불러올 수 있답니다.

▫ 나를 편안하게 하는 옷 입기_ 두 번째 피부라고도 일컫는 옷은 행복을 주는 효과적인 도구입니다. 만화 〈스누피〉에서 라이너스의 담요처럼, 어린이들은 유아기 때 덮었던 이불을 잊지 못해 초등학교에 들어가도 이불 한 조각을 물어야 비로소 잠이 들기도 하지요. 입는 것만으로도 편안해지는 옷을 단 한 벌이라도 준비해두세요. 천연섬유, 유기농 면, 천연 염색으로 만들어진 옷들은 엄마 품처럼 포근하게 몸과 마음을 감싸준답니다.

▫ 주물러주기_ 육체적인 소통은 정신적인 소통만큼 의미가 깊습니다. 몇 년 전 미국에서 프리 허그 free hug 운동이 인기를 끌었었죠? 말 한마디 없이 가볍게 안아주는 것만으로도 메마른 감정이 촉촉하게 적셔집니다. 안아줄 사람이 없다 해도 슬퍼하지 마세요. 오일로 손과 발을 마사지하는 것만으로도 피곤하고 지친 몸이 스르르 풀립니다. 특히, 발은 제2의 장이라 불릴 만큼 우리 몸과 닿아 있

으니, 가볍게 눌러만 줘도 몸이 가뿐해질 거예요. 네일케어와 페디큐어로 아름답게 가꾸는 것도 중요하지만 일주일에 하루는 발톱과 손톱도 숨 쉴 수 있도록 빈 채로 놔두는 배려도 잊지 말고요.

☐ 섹시해지기_ 하루에 최소 세 번은 괄약근 운동! 아널드 케겔Arnold Kegel이라는 산부인과 의사가 요실금을 치료하기 위해 개발한 괄약근 운동은 질 근육 강화 운동으로도 더 많이 알려져 있습니다. 소변을 참을 때를 연상하며 질을 조였다 풀었다를 반복하세요. 이때, 질 근육만 수축하고 다리 엉덩이 근육은 움직이지 않는 것이 요령입니다. 하루에 20회 정도로 시작해서 점차 400회까지 늘려갑니다. 간단한 운동으로도 충분히 섹시해질 수 있습니다. 불법으로 유통되고 있는 운동기구 등은 건강을 해칠 수도 있는 위험한 제품입니다.

 에코칙 팁 실천하는 정신 근육 스트레칭

• 내 물건을 정리해봅니다. 2년 동안 사용하지 않은 물건은 남에게 줄 것, 버릴 것, 팔 것 순으로 순위를 정합니다. 최소한 일 년에 두 번, 설날과 추석에 실행하세요.

• 아쉬움을 만족으로 바꿔줄 대안을 찾아봅니다. 각종 리더십, 자아, 정체성 찾기 프로그램에 등록하는 것도 좋고, 책을 읽는 것도 좋습니다. 구본형의《익숙한 것과의 결별》, 웨인 다이어Wayne W.Dyer의《오래된 나를

떠나라》, 미하이 칙센트미하이Mihaly Csikszentmihalyi의 《몰입, 미치도록 행복한 나를 만난다》, 법정 스님의 《무소유》, 말콤 글래드웰Malcolm Gladwell의 《블링크》, 간디Mahatma Gandhi의 《인도의 자치(自治)》, 잭 켄필드Jack Canfield의 《영혼을 위한 닭고기 수프》 등을 추천합니다.
• 자신에게 맞는 풍요로워지는 정신 근육 스트레칭이 있을 거예요. 그 가운데 몇 가지를 골라 습관으로 만들어봅니다.

아시나요? 멀티플레이어는 이제 그만!

한 번에 한 가지만 하는 것이 능력이 없다고 생각했던 시대가 있었습니다. 그래서 생겨난 단어가 멀티플레이어multiplayer였죠. 하지만 이제 멀티플레이어가 주목받는 시대는 사라졌습니다. 여러 가지를 동시에 하지만, 한 가지도 제대로 못 해낸다는 사실이 밝혀졌기 때문이죠. 왜 그럴까요? 우선 비효율적입니다. 여러 가지를 하니 집중도가 떨어질 수밖에요. 한 번에 하는 일들이 복잡하게 꼬여 일이 더 많아집니다. 물론 정신이 피폐해지고 육체적으로 피곤해지죠. 이제부터는 한 가지에 집중하고 완벽한 성취감을 느껴보세요! 그것으로도 충분합니다.

*에코 홈 파티
A to Z

지속 가능하고 섹시한 홈 파티 스타일링

    소중한 사람들과의 홈 파티를 계획하고 있나요? 초대장은 가장 화려한 것으로, 주류도 종류별로 한 박스씩, 일회용 접시와 컵도 넉넉하게……. 이쯤이면 파티 준비가 다 되었다고 생각하겠죠? 하지만, 지금 상태로 보면 이 파티는 그리 에코칙한 파티는 아닐 것 같습니다. 아마도, 분명히 엄청난 에너지 낭비와 쓰레기를 남길 테니까요. 지인과 친구가 모두 모이는 자리에서 당신의 지속 가능하고 섹시한 생활 방식을 마음껏 보여주는 것은 어떨까요? 친구들과의 작은 번개부터 연말 송년회까지 자신만의 '에코 홈 파티'로 많은 사람들에게 마음과 영혼의 싹을 심어주세요.

    늘 똑같이 흥청망청하는 파티는 즐기는 것만으로 끝나지만, 작은 스타일만 바꿔서 꾸려낸 에코 홈 파티는 많은 이들에게 감동을 줄 수 있답니다. 방법은 무궁무진합니다. 파티에서 가장 중요한 메인 메뉴! 틀에 박힌 음식에서 벗어나, 반half 채식 스타일은 어떨까요? 로컬 푸드와 제철 재료를 이용한 이국적인 요리도 좋습니다. 협소한 주차 공간에 대한 걱정보다 카풀을 적극 추천하고 편리한 대중교통을 알려줍니다. 나, 우리, 지구가 지속 가능하고 섹시해지는 에코 홈 파티 A부터 Z까지! 지금부터 살펴볼까요?

현명하게 계획하기

    먼저 손님 명단을 만듭니다. 집들이, 연말연시 가족 모임, 이웃 반상

회, 동아리 친구 초대 등 모임의 취지와 손님의 취향, 그리고 인원 수를 정확히 파악하는 것이 낭비를 막는 가장 좋은 방법입니다. 명단을 작성한 후, 이메일로 초대장을 보냅니다. 메일주소가 없으면 전화와 문자메시지를 이용해서 종이 카드의 사용을 줄입니다. 꼭 종이 초대장을 사용해야 한다면, 재생지로 만든 카드는 어떨까요?

탄소 발자국 줄이는 교통 수단

이메일 카드에 반드시 편리하게 이용할 수 있는 대중교통수단을 넣어주세요. 웹 지도를 이용하면 아주 간편합니다. 같은 동네 손님들끼리 카풀을 미리 정하면 도착 전에 서먹서먹한 분위기도 없앨 수 있고요. 파티 도중 차를 빼줘야 하는 불편도 없앨 수 있겠네요.

일회용 NO!

여자 친구에게 감동을 선사하는 이벤트엔 꼭 형형색색의 헬륨 풍선으로 해야만 할까요? 리본, 현수막, 폭죽 등 일회용 파티용품은 어마어마한 쓰레기를 남기는 데다 값싼 화학 재료로 만들어져 건강에도 좋지 않습니다. 기념일을 위한 파티를 계획하고 있다면 자연에서 영감을 얻어 장식해보는 것은 어떨까요? 들꽃을 화병에 꽂거나 나뭇가지를 꽂아주는 것도 운치 있고, 호박, 견과류 등도 장식은 물론 파티 후 음식 재료로 활용이 가능합니다. 일회용 수저, 종이컵 사용도 피해주세요. 뒷정리가 부담되더라도 쓰레기로 땅에 묻혀서 수백만 년 동안 썩지 않고 온난화를 촉진하는 것들을 이번 파티부터 없애겠다고 손님들에게도 귀띔해보세요. 박경화 씨의 환경책《고릴라는 핸드폰을 미워해》에 따르면, 국내에서 소비되는 대부분의 나무젓가락은 중국산 백양목, 자작나무를 사용하는데, 중국의 나무가 줄어들면 이는 곧 우리나라의 황사에 영향을 끼친다고 합니다. 게다가 나무젓가락을 만들 때 유황과 파라핀, 공업용 유황, 공업용 과산화수소까지 사용된다고 하네요. 손쉽게 이용했던 나무젓가락, 이제 무심코 지나칠 일이 아니겠지요?

제철 로컬 푸드

만약 다른 지방에서 오는 손님들이 많다면 지방의 특색 요리를 대접하는 것은 어떠세요? 그 고장을 대표하는 제철 재료를 찾아보세요. 지구온난화를 촉진하는 워스트 라이프스타일인 육식을 줄이고 창조적인 채소 요리를 시도하는 것도 좋고요.

색다른 음료

파티가 끝나면 테이블과 바닥에 버려진 빈 병 치우기도 큰일입니다. 물론 재활용하겠지만 병 안에 이물질이 들어가면 속수무책으로 매립지에 묻히게 되죠. 한 사람이 몇 개씩 빈 병을 버리게 되는 맥주보다, 준비한 로컬 푸드와 환상적인 궁합을 자랑할 에코 칵테일은 어떠세요? 고유의 막걸리를 이용하여 만든 칵테일도 재미있고, 여러 가지 과일과 와인을 섞은 샹그리아, 모지토 등도 색다른 재미를 줍니다. 큰 볼에 담아 먹을 만큼씩만 덜어 마시도록 해주세요.

남은 음식 싸주기

전문 파티 플래너라 할지라도 음식을 하나도 남기지 않는 재주는 없습니다. 또 음식이 모자라면 즐거운 기분이 한순간에 무너지기도 하니, 넉넉하게 준비하는 것은 파티의 기본입니다. 하지만 음식이 남는다면 처치 곤란이죠. 이럴 땐 파티가 끝난 후 집으로 돌아가는 손님들에게 남은 음식을 싸 주세요. 다음 날 훌륭한 한 끼 식사가 됩니다.

겉보다 속

파티에 참석하게 되면 으레 작은 선물 하나라도 준비하게 되지요. 하지만 주고받는 선물의 포장지 역시 쓰레기의 주범입니다. 포장지는 석유화학제품의 온상입니다. 금박 포장지나 반짝이 포장지 등 더 팬시한 것들은 재활용도 할 수 없어 그대로 매립지에 묻힙니다. 만약 선물의 포장을 재활용 재료로 한다면 많은 양의 나무를 보존할 수 있을 겁니다. 이제는 요란한 포장보다 실속 있는 선물을 준비해보세요.

트리 없애기

크리스마스가 다가오면 가장 먼저 준비하게 되는 크리스마스 트리는 반환경적인 물건 중 하나입니다. 인조 나무는 매년 재활용할 수 있지만 석유화학제품이고, 엄청난 양의 농약을 뿌린 진짜 나무는 고작 한 시즌만 사용된 후 그 농약과 함께 땅에 묻힙니다. 나무를 구입하려면 동네의 재활용센터를 방문해보거나 소나무가 아니더라도 예쁜 화분의 건강한 나무가 어떨까요? 크리스마스 이후엔 집에서 산소를 팡팡 뿜어내도록 말이죠.

 에코칙 팁 파티 코드도 에코칙스럽게!

'지속 가능하고 섹시한 파티'라는 주제로 파티를 주관해봅니다. 드레스 코드는 천연 섬유로 만든 옷과 가벼운 포인트 메이크업으로 합니다. 준비물은 제철 로컬 푸드로 만든 요리 한 가지씩을 정해주고 나눠 먹을 수 있도록 하세요. 번거롭지 않겠냐고요? 그만큼 즐거움은 더해지고 관계는 더욱 깊어진답니다.

아시나요? 파티가 끝나고 난 뒤

녹말이나 유제품이 묻은 접시를 설거지할 때는 찬물이 효과적입니다. 뜨거운 물을 사용하면 더 끈적거릴 수 있으니 조심하세요! 목이 좁은 병 안쪽에 묻었다면 미지근한 물에 베이킹 소다나 식초를 넣은 다음 달걀 껍질이나 묵은 쌀을 넣고 흔들어줍니다. 모두 없다면 굵은 소금도 응급 처치하기에 좋고요. 설거지가 끝난 후 하수도가 막혀 내려가지 않을 때에는 먼저 베이킹 소다 1컵을 하수도에 붓고, 곧바로 끓는 물 3컵을 붓습니다. 끓는 물이 베이킹 소다를 소디엄 카보네이트로 전환시키는데, 이 신기한 과학 현상은 효과적이고 친환경적인 '뻥 뚫어'가 된답니다.

*지구까지 행복해지는 그린 웨딩

소중한 그날도 에코칙답게!

결혼식은 일생에서 가장 행복한 날입니다. 신랑신부는 물론 가족들에게도 소중한 날이지요. 하지만 우리는 일생에 단 한 번뿐이라는 생각으로 결혼식에 많은 비용과 시간을 투자합니다. 결혼정보회사 선우가 유성열(백석대학교) 교수와 공동연구로 발표한 '2009년 결혼비용조사 연구보고서'에 따르면, 결혼식 비용은 2000년 1,099만 원에서 2009년 1,053만 원으로 46만 원이 줄었고, 전체 결혼 비용에서 차지하는 비중도 13.3퍼센트에서 6퍼센트로 낮아졌다고 합니다. 아직도 많은 비용이 들긴 하지만, 생활 물가는 올랐는데도 비용은 줄었다는 점에서 소비지향적인 결혼 문화가 서서히 개선되고 있음은 정말 다행스러운 일이죠. 나와 우리, 지구를 생각한다면, 가장 소중하고 평생 기억될 결혼식도 지속 가능하고 섹시하게 치러야겠죠? 에코칙 정신이 깃들어 있는 '그린 웨딩'은 결혼식의 화려함과 즐거움을 포기하는 것이 아닙니다. 오히려 주인공들은 물론 하객들까지 모두 인상 깊게 기억할 의미 있는 결혼식이 될 것입니다.

□ 그린 데코레이션_ 일생에 단 한 번뿐인 결혼식인데 성대하게 하고 싶은 것이 당연합니다. 하지만 하객이 늘어날수록 더 많은 비용, 더 많은 쓰레기, 더 많은 오염으로 인해 결혼식이 끝난 후 몸과 마음, 정신까지 몸살을 앓을 수 있습니다. 냉정하게 생각해보세요. 당신의 결혼식이 아니라 남들을 위한 파티가 될 수 있습니다. 식장의 조명기구, 플라스틱 장식, 한 번 보고 버려질 생화, 보기에만 그럴듯한 웨딩케이크 등 조금만 생각하면 필요하지 않는 것들이 많습니다. 식장을 장식하는 생화는 정말 아름답지만 꽃을 고정하기 위하여 사용되는 스티로폼은 자연 분해되지 않고 수백 년 동안 썩

지 않을 만큼 강력합니다. 화분에 담은 난, 수국, 허브 등으로 소박하게 식장을 장식해보는 것은 어떨까요? 눈에 익은 꽃 장식보다 단조로운 잎들과 작은 열매들이 신선한 느낌을 줄 수 있습니다.

▫ 그린 메뉴_ 그린 웨딩에서 가장 중요한 것은 바로 그린 푸드입니다. 식장 주위의 로컬 푸드가 무엇인지, 그 지역을 대표하는 음료나 주류가 있는지를 알아보고 식장에서 맞춤으로 제공되는 음식과 조율이 가능한지를 알아보세요. 보통 예식장의 음식에는 정성이 빠지는 경우가 많지만, 요즘은 훌륭한 케이터링 서비스가 많으니 적극적으로 여러분의 의견을 조율할 수 있습니다. 신부가 준비하는 이바지는 어떨까요? 지방마다 다르지만 친정어머니가 정성껏 음식을 장만해 딸을 잘 부탁한다는 의미이고, 며느리는 시부모를 편안히 모시겠다는 뜻으로 준비하는 것이므로 생략하는 것은 서로 섭섭할 수 있습니다. 값비싼 이바지보다 가짓수가 적더라도 직접 정성스럽게 준비해보세요. 유기농 쌀로 만든 떡을 준비해보는 것은 어떨까요? 생각하기에 따라 이바지도 얼마든지 에코칙하게 변신할 수 있답니다.

▫ 기억될 만한 초청장_ 나만의 개성이 담긴 e-청첩장을 보내세요. 메일이 없는 분들께는 직접 전화를 드리거나 결혼식 전까지 기억할 수 있도록 문자메시지를 보내고요. 웃어른과 소중한 추억을 위해서라면, 재생지에 콩기름으로 인쇄한 청첩장을 주문하거나 손수건 등 재활용이 가능한 소재를 이용하는 것은 어떨까요?

▫ 영혼의 선물_ 친한 친구들은 신랑신부가 원하는 선물로 축의금을

대신하기도 하죠. 화환 대신 쌀을 받아서 어려운 이웃들에게 기부하는 신랑신부가 되어보세요. 하객들에게 주는 선물은 에코백이 어떨까요? 동대문 시장에서 유기농 면과 마를 구입해서 직접 제작하면 잊지 못할 선물이 될 겁니다.

녹색성장위원회에 의하면 환경운동가들만 그린 웨딩에 관심이 있는 것이 아니라 우리나라만도 한 해에 30만 쌍이 그린 웨딩을 실천한다고 합니다. 만약 결혼하는 사람 모두가 그린 웨딩을 실천한다면 탄소 배출 49만 톤가량을 절감할 수 있다고 하네요. 이는 440억이 넘는 탄소처리 비용을 절감하는 것이며 4억 50만 그루가 넘는 백합나무를 살리는 길이기도 하답니다. 돌아보면 주변의 많은 분들이 '그린 마인드'를 가지고 있습니다. 단지 실천 방법을 모르기 때문에 못 하고 있는 것이겠죠. 여러분의 결혼식을 그린 정신을 나누는 장으로 만들어보세요.

에코칙 팁 최고의 신부가 되는 셀프 운동법

화려한 예식장과 명품 드레스보다 신부의 아름다운 몸매가 가장 빛나는 결혼식의 하이라이트입니다! 하지만 결혼식을 앞두고 에스테틱이나 다이어트 센터, 약 등으로 많은 돈과 시간을 낭비하고 있지는 않나요? 결혼 한 달 전부터, 비용이 전혀 들지 않는 셀프 운동법을 시도해보세요.

푸시업 브라이드

둔탁한 옆구리를 슬림하게 만들어주는 동작입니다. 편하게 엎드려서 팔을 벌리고 90도 각도로 세웁니다. 천천히 그리고 근육을 느끼며 팔을 들어올렸다 내리기를 10회 반복하세요. 이때 절대 몸을 바닥에 대지 말고 몇 센티미터 떨어집니다.

GI 브라이드

모든 신부들의 고민인 아랫배를 탄력 있게 만들어주는 기적의 셰이프업입니다. 바로 누워서 발은 바닥에 대고 무릎은 구부립니다. 손은 머리 뒤로 깍지를 낍니다. 그 상태로 숨을 들이마시며 팔꿈치가 무릎에 닿을 때까지 구부립니다. 닿으면 살짝살짝 앞뒤로 흔들어줍니다. 숨을 내쉬면서 내려갑니다. 올라오고 내려가는 것을 한 세트로 20회 반복합니다.

히프 업 브라이드

우아한 백 라인을 원한다면 히프 업은 필수죠. 엎드려서 팔을 어깨너비만큼 벌려주고 몸무게를 고르게 놓습니다. 고개를 들어 시선은 앞을 보고, 배는 편편히 당겨주세요. 오른쪽 다리부터 위로 올립니다. 다른 부분은 움직이지 않고 오직 엉덩이 근육을 이용하여 다리를 바닥과 90도 각도로 들어 올립니다. 엉덩이와 넓적다리의 당김을 느꼈다면 제대로 하고 있다는 증거! 천천히 숨을 내쉬며 다리를 내립니다. 여기까지가 한 동작으로 한쪽 다리에 5회씩 반복합니다.

아시나요? **웨딩드레스도 그린, 그린!**

결혼식의 하이라이트는 단연 신부의 웨딩드레스입니다. 그런데 이 웨딩드레스는 구입을 해도, 대여를 해도 결혼 예산에는 물론 지구 환경에도 전혀 도움이 되지 않습니다. 닥종이, 옥수수 전분 등으로 만들어진 에코 웨딩드레스나 물려받은 웨딩드레스를 고쳐서 입는 것은 어떨까요. 외국에도 종종 그린 웨딩드레스가 화제가 되고 있는데요. 배우 레베카 로미즌Rebecca Romijn은 대마 실크로 만든 랄프 로렌 드레스를 입고 클래식한 결혼식을 올렸다네요. 모건 보실코프Morgan Boszilkov라는 유명 디자이너는 지속 가능한 옷감으로 만든 웨딩드레스를 만들어 5퍼센트의 수익금을 환경단체에 기부합니다. 안나테리언Annatarian이라는 브랜드는 중고 옷과 부속물을 이용한 재활용 웨딩드레스를 맞춤 제작하고 있습니다. 사진은 에코 디자이너 이재경의 웨딩드레스입니다. 옥수수 전분과 쐐기풀, 한지를 소재로 웨딩드레스 뿐만 아니라 턱시도, 한복까지 가능하다는군요. 세상에 단 하나뿐인 특별한 결혼식을 하면서

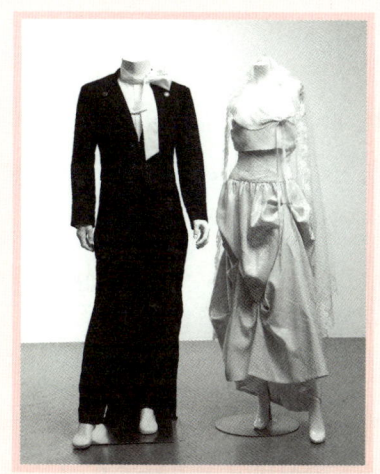

한지로 만든 턱시도와 웨딩드레스
(사진 제공_대지를 위한 바느질)

환경도 사랑할 수 있는 방법이 있다니 용기를 내보면 어떨까요? www.ecodress.net에는 에코 웨딩드레스뿐만 아니라 친환경 결혼식에 대한 수많은 정보와 친절한 안내를 받을 수 있으니 꼭 방문해보세요.

*지구를 위한 푸른 여행, 에코 투어

지구를 생각하는 발자국들

해마다 휴가철이 다가오면 우리는 설레는 마음으로 여행 계획을 세웁니다. 맑은 하늘 아래 하얗게 펼쳐진 모래사장, 신선한 바람을 생각하는 것만으로도 고된 하루에 신선한 위로가 됩니다. 하지만, 시간과 돈을 투자해 다녀온 여행이 오히려 스트레스를 남기진 않았나요? 큰맘 먹고 간 해외 여행지에서 쇼핑만 즐기다 왔나요? 이제 즐기는 여행보다 의미 있는 여행을 원한다고요? 정답은 '에코 투어'입니다.

지속 가능하고 섹시하기를 원하는 사람들에게 '에코 투어'는 두 마리 토끼를 잡을 수 있는 기회를 제공합니다. 해마다 여행객들은 탄소와 쓰레기를 뿜어대며 지구를 오염시키고 있습니다. 그렇다고 출장이나 여행을 가지 않을 수는 없죠. 어떻게 하면 우리의 환경을 파괴하지 않으면서 여행을 즐길 수 있을까요? 푸른 지구처럼 푸른 여행을 할 수 있을까요?

에코 투어리즘이란, 환경 피해를 최대한 억제하면서 자연을 관찰하고 이해하며 즐기는 여행 문화를 의미합니다. 특정 식물군과 동물군이 사는 지역을 여행하며 환경과 사회를 자각하는 기회를 가져보는 거죠. 예를 들면 남극, 북극, 아마존, 뉴질랜드 등을 여행하는 것입니다. 이런 미지의 장소들은 환경의 소중함을 깨닫고 우리가 지구를 위해 실천해야 하는 이유들을 자각하는 시간을 갖게 합니다. 국제 에코 투어리즘 소사이어티 International Ecotourism Society가 내린 에코 투어리즘의 정의는 이렇습니다.

- 문화적 충돌과 그로 인해 생길 수 있는 사람 사이의 충돌을 최소화합니다.
- 그 지역의 환경과 문화를 자각하고 존경하는 마음을 갖게 합니다.
- 여행자와 토착민 모두에게 긍정적인 경험이 되도록 합니다.
- 자연환경 보호를 위해 직접적인 재정 이익을 제공합니다.
- 토착민을 위한 재정적 이익과 권한을 제공합니다.
- 방문국의 정치적, 환경적, 사회적 기후에 대해 알 수 있는 기회를 제공합니다.

당신이 여행을 하는 이유는 무엇인가요? 스트레스 해소, 관계 회복, 생활의 활기 찾기 등 무수히 많을 것입니다. 에코 투어는 거기에 하나 더, 모두에게 더 나은 세계를 만든다는 목적을 더합니다. 에코 투어를 하면 환경과 문화에 대한 경각심을 가지고 긍정적 관계를 형성할 수 있습니다. 유명 스타나 공인들이 자원봉사 여행을 하는 이유는 그동안에 했던 즐기는 여행보다 훨씬 더 많은 것을 가져다주기 때문입니다.

에코 투어를 위한 보다 적극적인 실천법들

이 마법의 원리를 경험해보고 싶나요? 어떤 나라, 지방, 민족, 주제 등에 관심이 있나요? 저는 잔인하게 사육되고 도축당하는 동물들에게 항상 미안함을 갖고 있었습니다. 그래서 페타PETA에 가입했고, 해양 동물들을 보러 스쿠버 여행을 떠나곤 하지요. 관심 있는 분야를 발견했다면, 현실과 밸런스를 맞춰보세요. 아무리 아마존의 나무 벌목 때문에 가슴 아파도 어마어마한 교통비와 시간을 감당할 수 없다면 포기해야겠죠. 비록 아마존의 벌목 현장은 아니지만, 어디로 떠나든 약간의 에코 마인드만 첨가해도 좋은 에코 투어가 될 수 있습니다.

등잔 밑이 어둡다? 등잔 밑 밝히기!

사실 가장 에코칙한 여행은 집에서 가까운 곳으로 가는 것입니다. 꼭 해외로 나가지 않아도 우리나라의 가볼 만한 생태관광을 선택하면 경비는 물론 탄소 발자국도 줄일 수 있답니다. 국립공원관리공단에서 운영하는 국립공원관광도 있고, 한국관광공사에도 많은 자연관광 정보가 있습니다. 등잔 밑이 어둡다고 하죠? 미처 몰랐던 고궁, 놀이동산, 박물관 등도 찾아보세요. 색다른 즐거움이 당신을 기다리고 있답니다.

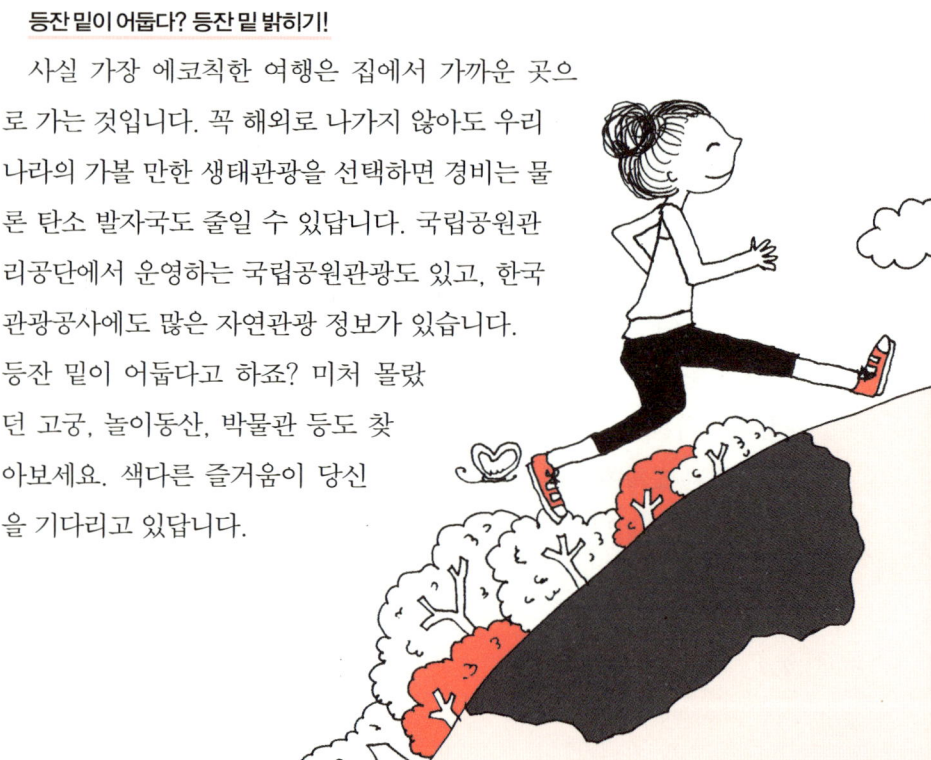

탄소 발자국 줄이기

여행에서 가장 탄소 발자국을 많이 내는 것은 교통수단인데, 그중 비행기가 최고입니다. 반대로 가장 지속 가능한 교통은 기차입니다. 기차와 자전거, 생태관광으로 이루어진 에코 투어를 계획해보세요. 유럽의 기차 여행은 워낙 인기가 있지만 우리나라의 기차 여행도 무궁무진한 가능성이 있답니다.

자연에서 생활해보기

밖으로 나가면 에코 마인드를 가진 숙소를 찾기가 생각보다 어렵습니다. 다행히 최근엔 자연에 동화되어 지속 가능한 숙소로 여행객들의 감탄을 자아내는 곳도 속속 생기고 있는데요. 무엇이 지속 가능한 숙소일까요? 여행을 준비하고 있다면 숙소를 정하기 전에 물어보세요.

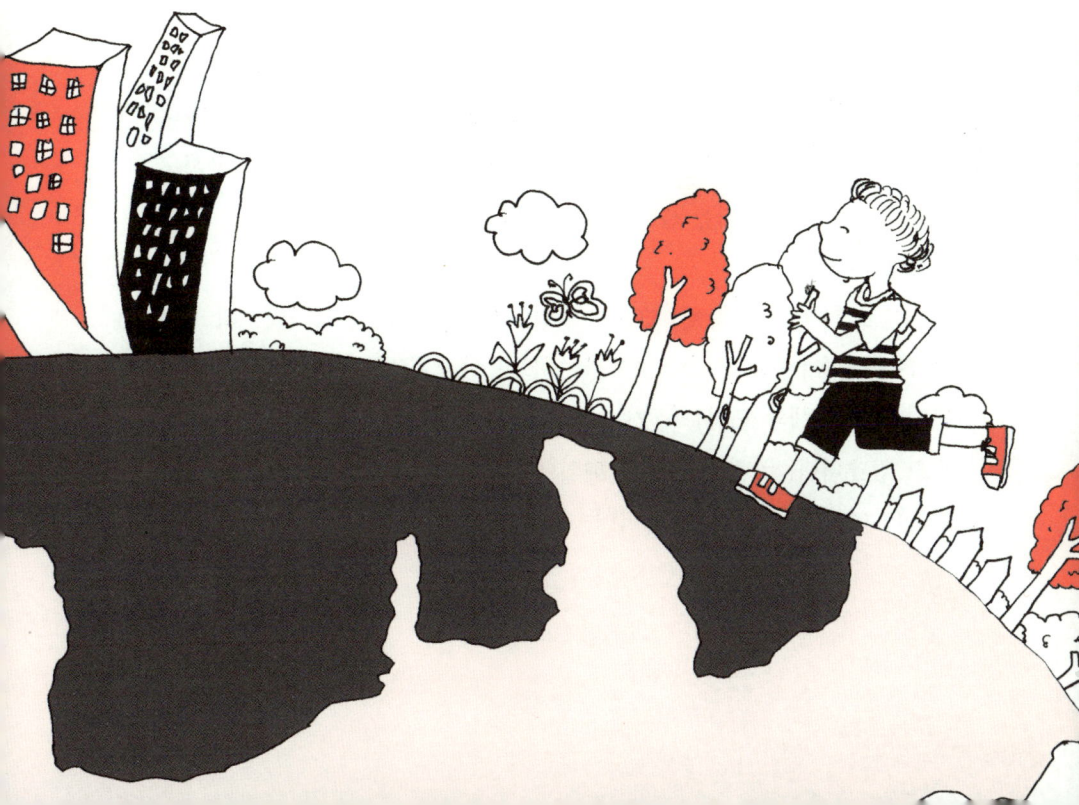

- 이 호텔은 이 지역 소유로 운영되나요?
- 이 지역의 직원을 채용하나요?
- 고철, 폐수, 음식물, 플라스틱 등 재활용은 어떻게 운영되나요?
- '침구와 수건을 매일 바꾸지 않아도 됩니다'라는 푯말이 준비되어 있나요?
- 재생 에너지, 파워 샤워, LEED 전구, 전기 절약 도구 등 에너지 절약 프로그램이 시행되고 있나요?
- 숙소에서 이 지역을 위해 준비한 보상·후원 프로그램이 있나요?
- 호텔 근처에 대중교통이 있나요?
- 로컬 푸드를 사용하나요?

자전거 타기

자전거로 여행하는 것은 가장 지속 가능한 여행일 것입니다. 게다가 버스나 기차로 돌아다니면 지나쳐버릴 많은 정보를 자전거를 타고 다니면서 속속들이 눈과 마음에 담아낼 수도 있고요. 지도를 가지고 구석구석을 돌아다니면 남다른 즐거움을 만끽할 수 있을 것입니다.

육체노동하기

여행을 가서 노동을 한다고요? 황당하게 들릴지도 모르지만 '대안 여행'은 에코 여행에 포함되는 가장 신선한 여행 방법입니다. 지역사회를 돕기 위한 단체와 모임들이 각 회사, 학교, 종교단체 등에서 활발히 진행되고 있습니다. 국내뿐 아니라 해외에서 도움을 필요로 하는 곳이 바로 이들의 여행지가 됩니다. 아이티, 칠레, 태안의 기름 유출 등 우리의 손길이 필요한 곳은 많습니다.

토속 음식 먹기

한 번도 먹어보지 않았던 음식을 먹기란 사실 쉽지 않지만, 여행지에서는 반드시 토속 음식을 먹는 즐거움을 체험하세요. 호기심이 많고 비위가 강한 저는 재래시장에서 처음 맛보는 토속 음식을 마음껏 체험해봅니다. 배탈로 고생한 적도 많지만, 새로운 음식을 맛보고 원주민이 된 듯한 경험은 오직 그곳에서만 체험할 수 있는 값진 선물입니다.

추억 가져오지 않기

여행지의 추억을 영원히 간직하기 위해 돌, 조개 등을 배낭에 담아오는 사람들이 많습니다. 하지만 모든 여행객이 한 개씩 조개를 주머니에 넣는다면 어떤 해변에서는 더 이상 조개를 못 볼 수도 있을 거예요. 그러니 추억은 카메라로 찍어서만 가져오세요.

 에코칙 팁 **우리나라를 찾아가는 에코 투어**

환경부가 전국의 만 19세 이상 1,040명을 대상으로 설문조사를 한 결과, 전체의 83.7퍼센트가 생태관광을 경험해봤으며 이들 중 93.6퍼센트가 만족했다고 답했습니다. 우리나라의 자연을 얼마나 알고 계시나요? 국립공원관리공단의 생태관광 사이트 ecotour.knps.or.kr를 방문해보세요. 갯벌 체험, 딸기 따기 등 흥미로운 체험도 있고, 삼성경제연구소가 2009년 '10대 히트 상품'으로 선정할 정도로 인기 높은 도보 체험관광은 제

주도 올레길, 지리산 둘레길, 서울 성곽길, 정선 아라리 옛길, 광주 무등산 옛길 등 곳곳에 생기고 있습니다. 떠나기 전에 반드시 '에코 마인드'를 지킨 곳인지 체크하는 것도 잊지 마세요! 만약 시간도 충분하고, 경제적으로 여유가 있으면 좀 더 멀리 오랜 기간 에코 투어를 할 수도 있습니다. 에코 투어에 대한 자세한 안내는 홈페이지 www.ecovolunteer.org 를 직접 방문해보세요!

아시나요? 비행기의 탄소 가스, 나부터 줄이기

비행기는 심각한 탄소 가스를 방출하는 교통 수단입니다. 비행기는 오존층에 직접 독성 화학물질을 뿜어내기 때문에 자동차보다 더 나쁘다고 할 수 있습니다. 하지만 우리의 작은 실천으로 비행기의 탄소 가스를 줄일 수 있습니다.

- 되도록이면 짐은 가볍게! 많이 실을수록 더 많은 탄소를 방출하고 더 많은 에너지를 소비합니다. 짐에서 해방되어 여행지를 즐기세요.
- 비행기도 가볍게! 음식, 음료수, 이불, 쿠션, 슬리퍼 등 비행기 안에서 제공되는 것은 따로 챙기지 마세요. 없어지는 비율을 고려해 더 싣게 되는 물품들로 인해 비행기는 더 무거워질 수 있으니까요. 비행기 안에서는 제공되는 최소한의 서비스에 만족하고 충분한 휴식을 취하는 것이 좋답니다.
- 탑승하기 전에 화장실 가기! 보잉Boeing 기를 연구한 물리학자에 의하

면, 변기 물을 한 번 내릴 때마다 약 1리터의 연료가 소비된다고 합니다. 탑승하기 전 화장실을 다녀온다면 최소 1리터의 연료를 아낄 수 있겠죠?

에코 용어 사전

프롤로그

섹시_ 사전적인 의미는 '외모나 언행에 성적(性的) 매력이 있는'이지만, 지금부터 말하려고 하는 섹시Sexy는 다릅니다. 몸은 영양과 운동의 균형이 잡혀 건강하고 탄력 있는 몸, 나 외의 주변까지 돌볼 수 있는 충만한 마음, 우리와 지구를 걱정하는 정의로운 정신을 말합니다.

에코칙_ 에코 시크Eco Chic란 환경에 관심이 많아 친환경 제품까지 직접 사용하는 사람들을 말하는 일반적인 단어입니다. 하지만 제게는 왠지 이 단어가 무겁고 딱딱하게 느껴지네요. 그래서 '에코칙'이라는 단어를 선택했답니다. 감각적인 젊은 여성을 뜻하는 칙Chick을 덧붙여, 환경을 생각하고 실천하면서도 젊고 생기발랄함을 잃지 않는 사람들을 뜻하지요.

지속 가능한_ 영어로는 Sustainable. '미래 세대가 그들의 필요를 충족시킬 능력을 저해하지 않으면서 현재 세대의 필요를 충족시키는', 즉 나,

너, 우리, 지구의 밝은 미래를 위한 움직임을 말합니다.

지속 가능하고 섹시한 것들_ 자각, 사랑, 평화, 나눔, 채식 식당, 자전거 타기, 하이브리드 카, 장바구니, 로컬 푸드, 제철 음식으로 요리하기, 재활용, 에너지 절약 등의 몇 가지 키워드만 기억해도 지속 가능하고 섹시한 삶을 누릴 수 있습니다.

지속 가능하지 않고 섹시하지 않은 것_ 무관심, 과소비, 과다 포장, 이기주의, 패스트푸드, 일회용품, 과다 쓰레기 등은 지구는 물론 자신조차도 황폐하게 만듭니다.

eco-friendly_ '친환경적인'이라는 뜻입니다. 환경을 지루하고 어렵게, 혹은 힘들고 원론적인 지식으로만 받아들일 것이 아니라 생활 전반에 있는 것, 지극히 친근한 것으로 받아들이자는 의미에서 각 챕터의 제목마다 eco-friendly를 넣었습니다.

1장

고기 없는 월요일_ 비틀스의 멤버였던 폴 매카트니가 코펜하겐 기후 변화 협약 전에 있었던 벨기에 토론회에서 처음 제안한 것으로, 월요일만큼은 고기 없이 신선한 채소만으로 식탁을 차리자는 운동입니다. 만약 한 사람이 일주일에 하루만 고기를 먹지 않아도 13만 2,400리터의 물과 318킬로그램의 이산화탄소 배출을 줄일 수 있습니다.

라이프 스트로_ 식수난으로 곤란을 겪는 아프리카와 중국의 난민들을 위해 개발된 생명의 빨대입니다. 99.999퍼센트의 박테리아와 98.5퍼센트의 바이러스를 걸러내므로 식중독, 이질, 장티푸스, 살모넬라 등에 대한 걱정 없이 빗물과 저수지 물로 갈증을 해소할 수 있습니다.

〈렌트〉_ 19세기 푸치니Giacomo Puccini의 오페라 〈라보엠La Bohéme〉을 현대화한 록 뮤지컬로 젊은이들의 고민과 갈등을 사실적으로 묘사한 작품입니다.

로컬 푸드_ 신토불이 음식을 말합니다. 내 고장에서 생산된 음식을 먹으면 화석연료 절약, 신선한 재료 공급, 내 고장 농부 돕기, 생산자와 구매자 관계 형성 등의 장점이 많습니다.

무농약_ 농약을 사용하지 않고 재배한 농산물을 말합니다.

샐러드 스피너_ 망 안에 채소를 넣고 뚜껑을 덮은 다음 손잡이를 잡아당기면 원심력에 의해 수분이 빠져 채소의 맛을 제대로 살려주는 간편한 기구입니다.

쉐 파니즈_ 앨리스 워터스가 1970년대부터 운영하고 있는 제철 음식 레스토랑입니다. 식당 자체에 텃밭이 있어 바로 딴 신선한 채소들을 먹을 수 있습니다.

원시인 식단_ 영국 BBC 방송의 다큐멘터리에서 시도한, 과일과 채소, 견과류, 생선, 통곡물, 꿀, 기름 등 홀 푸드로 구성된 식단입니다. 이 식단을 꾸준히 실천한 실험자들의 콜레스테롤과 혈압은 기존의 4분의 1이나 감소했으며, 체중은 평균 4.4킬로그램, 허리둘레는 평균 5.5센티미터나 줄었다고 합니다.

유기농_ '생물의, 생물과 관계된'이란 사전적 의미를 가지지만, 우리 생활에 적용하자면 특정 기준에 따라 인공 화합물이 아닌 천연적으로 만든 비료와 제초제만으로 탄생된 생산물이라 할 수 있습니다.

유기농 가공식품_ 가공식품이라도 포장에 유기농 마크가 있다면 제품에 사용된 재료가 화학비료, 살충제 없이 경작한 농산물이고, 화학 보존제 없이 가공한 것을 인증한 것입니다. 또한 유기농 농장의 축산물도 유기농으로 자란 음식을 먹고 항생제와 호르몬 없이 자란 것을 의미합니다.

자각_ 백과사전의 의미는 '일정한 상황에 놓인 자기의 능력·가치·의무·사명 등을 스스로 깨닫는 것'이지만 우리 에코칙에게는 '주변에 정신을 빼앗기지 않고 자신을 온전히 볼 수 있는 것'을 뜻합니다. 자신을 봄으로써 너도, 우리도, 사회도, 환경도 온전히 볼 수 있습니다.

저농약_ 농약을 절반 이하로 사용한 농산물입니다.

전환기 유기농_ 비료나 농약을 쓰지 않고 1년 이상 재배할 경우 한시적으로 '전환기 유기 재배'라고 합니다.

제이미 올리버_ 가공식인 가짜가 아니라 진짜 음식을 먹는 즐거움을 전하는 세계적인 스타 셰프로, 영국 채널 4의 다큐멘터리 〈Jamie's School Dinners〉에서 'Feed me better' 캠페인을 펼쳐 영국 학교 급식의 질과 영양을 개선하려 노력했습니다.

제철 음식_ 자연의 순환에 따라 그 계절에 나는 식재료를 말합니다. 농약 제초제처럼 인위적인 거름이나 지나친 사람의 손길이 없어도 저절로 잘 자라 최상의 맛과 영양을 갖고 있습니다.

지구온난화_ 19세기 후반부터 관측되는 지구의 이상현상이 온실가스의 증가 때문이라고 보는 견해가 지배적입니다. 산업 발달에 따라 석유와 석탄 같은 화석연료를 사용하고 농업 발전을 통해 숲이 파괴되면서 온실효과의 영향이 커졌다고 봅니다.

채식주의_ 동물성 음식을 피하고, 식물성 음식만을 먹는 것을 뜻합니다. 엄격하지 않은 채식은 동물의 고기만을 금하지만, 엄격한 채식은 동물로부터 나온 유제품과 동물의 알, 동물 성분을 물에 넣고 끓인 국물과 어류까지도 먹지 않습니다.

코셔_ 성경에 근거한 유태인의 식습관으로, 유럽에서는 유기농보다 더 안전하게 여깁니다. 유목민인 유태인을 고대의 불안전하고 비위생적인 환경에서 보호해주었기 때문이죠.

쿨 퀴진_ 지구온난화를 줄이기 위한 식생활법입니다. 예를 들면, 로컬 음식 먹기, 유기농 음식 먹기, 채식 위주의 식단, 음식 쓰레기 줄이기, 직접 요리해 먹기, 제철 음식 먹기 등입니다.

프렌치 패러독스_ 프랑스인들이 미국인과 영국인 못지않게 고지방 식이를 하고도 허혈성 심장병에 덜 걸리는 현상을 말합니다. 에코칙적 관점으로 보면, 친환경적인 식단을 자각하며 먹기 때문이지요.

홀 푸드_ 가공이나 정제를 최소화한 음식을 일컫는 홀 푸드는 그 자체로 생명력을 지닌 음식이라 할 수 있습니다. 친환경론자들의 본거지인 미국과 유럽에서 30여 년 전부터 선풍적인 인기를 끌고 있는 먹기의 한 방법입니다.

홀 푸드 마켓_ 되도록이면 '내추럴'과 유기농 식품만을 취급하려는 미국의 슈퍼마켓 체인입니다. 1978년에 25세의 청년 존 매키John Mackey와 그의 여자 친구가 시작한 작은 식품점으로부터 시작해 전 세계에 284군데

(2009년 기준)나 문을 열 만큼 주목받고 있습니다.

히피 문화_ 1960년대 미국 샌프란시스코, LA 등에서 시작된 새로운 청년 문화를 말합니다. 기성의 사회 통념, 제도, 가치관보다 인간성의 회복, 자연에의 귀의 등을 주장하는데, 기존 질서 체제를 정면으로 거부하기보다는 기성 사회와 다른 그들만의 가치 질서를 만들고자 하였습니다.

2장

동물실험 폐지_ 동물실험은 약이나 화장품을 인간에게 사용해도 안전한지를 동물에게 먼저 테스트하는 것을 말합니다. 하지만 동물실험을 거친 제품이라고 해서 사람에게 완전히 안전한 것은 아니며, 또 화장품에 쓰일 화학물질의 적절한 농도를 측정하기 위해 살아 있는 동물의 피부에 독한 화학물질을 그대로 떨어뜨려 화상을 입히고 진물이 나게 합니다. 동물을 위해서나 우리를 위해서나 동물실험은 폐지되어야 합니다.

〈에린 브로코비치〉_ 평범한 한 여성이 부도덕한 대기업의 실체를 밝히기 위해 미국 최대의 환경 소송을 벌인 실화를 그린 영화입니다. 힝클리Hinkley 주민과 PG&E 사이에서 벌어진 분쟁에서 법원은 결국 주민의 손을 들어주었고, 3억 3,300만 달러를 배상하도록 판결을 내렸습니다.

팜 에스테틱_ 자연 재료를 대체 미용에 사용하는 것을 말합니다. 뉴욕에서 메가 트렌드라 불릴 정도로 큰 인기를 얻고 있죠. 손꼽히는 유명 스파에서 천연 재료를 재발견해 적극 재현하고 있는데, 집에서도 충분히 혼자

할 수 있는 것이 장점입니다.

〈패스트푸드네이션〉_ 공장제 대량생산 시스템으로 고기를 찍어내는 고기 과소비 시대, 이민자들의 노동 착취, 패티가 되기 위해 태어난 소들의 갇힌 일생 등 햄버거 하나에 담긴 거대한 사회 정치적 의미를 다룬 다큐멘터리입니다.

EWG_ 공공의 건강과 환경을 보호하기 위해 유해 화학물질, 화학비료, 기업의 사회적 의무와 관련된 환경 조사 및 법률 활동을 펼치고 있는 미국의 비영리 환경단체입니다.

3장

네오 히피_ 히피의 21세기 버전으로 철학은 비슷하나 현대사회에 적응하도록 개조된 히피들을 말합니다.

다운 투 어스 룩_ 현실적이고 실용적인 스타일을 일컫는 단어입니다.

리유즈 숍_ 중고용품을 파는 가게를 말합니다.

〈블러드 다이아몬드〉_ 아프리카 시에라리온 내전의 자금 조달과 연계된 다이아몬드 밀거래에 휘말린 두 흑백 아프리카인의 모험을 그린 전쟁영화입니다. '블러드 다이아몬드'란 아프리카 흑인들을 착취해서 채굴한 다이아몬드를 의미하기도 합니다.

비건_ 가장 적극적인 채식주의자를 말합니다. 고기는 물론 유제품, 꿀, 달걀 등 동물성 식품을 먹지 않고, 동물로부터 나오는 제품까지도 사용하지 않습니다.

심플 리빙_ 세계 도처에서 간단한 삶의 방식을 연습하는 사람들이 보여주는 생활양식입니다.

업 사이클링_ 자칫 쓰레기로 버려지는 물품을 단순히 다시 쓰는 리사이클링에 그치지 않고, 여기에 세련된 디자인과 기능을 더해 가치를 높이는 것을 말합니다.

패스트 패션_ 마치 패스트푸드처럼 반짝 유행하고 사라지는 패션 트렌드를 말합니다. 유행에 너무 민감해서 그 시즌이 지나면 입을 수 없는 아이템이 대부분이지요.

퍼클로로에틸렌_ 드라이클리닝 시 사용되는 무색 투명의 액체입니다. 세탁소에서 찾아온 의류에서 풍기는 독특한 알코올 냄새가 바로 이것이죠. 국제 암 연구소에서 발암 가능성 물질로 분류할 정도로 위험한 물질입니다.

하이브리드 자동차_ 일반 차량에 비해 유해가스 배출량을 90퍼센트 이상 획기적으로 줄인 친환경 자동차입니다. 도요타의 프리우스Prius와 혼다의 인사이트Insight가 대표적입니다.

Green is new black_ 그간 패션의 아이콘은 블랙 컬러였습니다. 하지만 환경친화적인 패션이 트렌드인 지금, 그린이 블랙을 대신할 패션 아이콘으로 떠올랐다는 의미입니다.

PETA_ 동물을 보호하기 위해 1980년에 조직된 세계적인 단체입니다. 인간과 동물은 모든 동일한 권리를 누려야 한다고 주장합니다. 10만 이상의 회원이 이 메시지를 지지하고 있으며, 매년 이색적인 포스터와 거리 시위로 이슈를 만들어냅니다.

Recycle_ 형태를 바꾸어 새롭게 이용하는 방법입니다.

Reduce_ 양을 줄이고 꼭 필요한 곳에 투자하는 것을 말합니다.

Reuse_ 원래의 형태를 지키면서 다시 한 번 사용하기입니다.

4장

뉴로빅스_ 말 그대로 노화 방지용 두뇌 운동을 말합니다. 어떤 도구도, 공간도 필요 없는 4차원 운동이지만 이 운동으로 에너지가 폭발하면 신경세포에 불이 붙어 엄청난 칼로리가 소비된답니다.

코어 워킹 프로그램_ 뉴욕의 유명 요가 강사 조녀선이 개발한, 비정상적인 자세와 교정을 바로잡아주는 운동 프로그램입니다. 과일의 심처럼 몸의 중심부를 강하게 단련시켜 치우침 없이 바른 자세로 걷는 법을 가르쳐주는데, 뉴욕에서 선풍적인 인기를 끌고 있다고 하네요.

5장

광열비_ 전기나 가스 외에 광원(光源)과 열원(熱源)에 대한 비용입니다.

로카보어_ 자신의 주변에서 생산된 음식물만 먹는 사람을 일컫는 신조어입니다. 사회적 트렌드를 반영한 것일까요? '로카보어'라는 어플도 등

장했는데, 사용자가 사는 지역을 탐지해 그 지역에 어떤 유기농 음식이 자라고 있고 어느 시장에 가면 살 수 있는지 알려줍니다. 이 어플은 〈타임〉지가 선정한 10대 어플에도 선정되었다고 하네요.

베이킹 소다_ 천연 상태의 광물질이 지상이나 지하의 물에 녹으면서 발생된 천연 미네랄에서 수분을 증발시켜 만든 천연 성분입니다. 탁월한 정화 작용을 지니는데, 약알칼리성인 베이킹 소다가 오염의 주 원인인 산성 물질을 중화시키기 때문입니다.

에너지소비효율등급라벨_ 에너지관리공단의 에너지소비효율등급라벨은 1~5등급으로 나뉘는데, 1등급에 가까운 제품일수록 에너지 절약형 제품입니다. 1등급 제품을 사용하면 5등급 제품을 사용할 때보다 약 30~40퍼센트의 에너지를 절감할 수 있습니다.

연간에너지비용표시_ 2010년 7월부터 시행하고 있는 연간에너지비용표시 제도는 냉장고와 에어컨 등 가전제품에 1년 동안 사용했을 때 예상되는 전기요금을 부착하는 제도로, 2010년 7월부터 의무적으로 시행되고 있습니다. 냉장고와 김치냉장고, 에어컨, 세탁기, 식기세척기 등 총 13종의 가전제품이 해당됩니다.

포름알데히드_ 유리, 멜라민 수지의 원료로 수지 가공제, 접착제 등을 만드는 데 쓰입니다. 공기나 수증기를 통해 몸에 붙거나 흡수되는데, 심하면 점막 자극과 피부 알레르기 등을 일으키지요. 새 집에서는 보통 기준치의 2~3배의 양이 검출되며 최소 3~5년이 지나야 사라집니다.

EM 발효액_ 효모, 유산균, 누룩균, 방선균 등 80여 종의 미생물이 들어 있는 유용한 미생물군Effective Micro-organisms 원액을 베이스로 하는데, 이

미생물들이 항산화 작용으로 서로 공생하며 부패를 억제해 자연을 소생시킵니다.

VOCs_ 휘발성 유기화합물인 VOCs는 불안정하고, 탄소가 함유되어 매우 쉽게 공기 속으로 들어가면서 다른 물질과 함께 오존을 발생시켜 호흡, 두통, 눈병, 메스꺼움 같은 질병의 원인이 됩니다. 어떤 VOCs는 신장과 간 손상뿐 아니라 발암물질로 추정되고 있습니다. 새집증후군을 유발하는 대표적인 물질이기도 하고요.

6장

그린 웨딩_ 소비지향적인 결혼 문화를 지양하고 지속 가능하고 섹시한 방법으로 바꾼 에코쪽의 결혼식을 뜻합니다. 한 번 쓰고 버려질 비싸고 화려한 꽃 장식보다 단조롭지만 신선한 잎과 작은 열매들로 장식하고, 로컬 푸드로 마련한 그린 메뉴를 대접하며, 직접 제작한 에코백을 선물하는 등 조금의 노력만 더한다면 누구라도 충분히 그린 웨딩을 실천할 수 있습니다.

서울환경영화제_ 영화를 통해 우리 삶을 둘러싸고 있는 환경과 인간의 공존을 생각하는 영화제입니다. 환경재단 주최로 2004년부터 시작했는데, 매년 세계 각국에서 모인 100여 편의 우수한 환경영화를 발굴하고 소개해 환경에 대한 다양한 시각과 문제의식을 공유하며, 미래의 환경을 위한 대안과 실천을 모색합니다.

에코 투어리즘_ 환경 피해를 최대한 억제하면서 자연을 관찰하고 이해하며 즐기는 여행 방식이나 여행 문화를 의미합니다. 특정 식물군과 동물군이 사는 미지의 장소들은 환경의 소중함을 깨닫고 우리가 지구를 위해 실천해야 하는 것들을 자각하는 시간을 갖게 합니다.

에코 홈 파티_ 엄청난 양의 쓰레기와 에너지 낭비를 남기는 기존의 홈 파티 대신, 지인과 친구가 모두 모이는 자리에서 당신의 지속 가능하고 섹시한 생활 방식을 마음껏 나누는 에코칙의 신개념 파티를 말합니다.

카풀_ 목적지가 동일하거나 같은 방향인 사람들이 한 대의 승용차에 함께 타서 같이 가는 일을 말합니다. 통행 비용을 줄이기 위해 시작했지만, 에코칙적 관점으로 보면 탄소 배출량을 n분의 1로 줄일 수 있는 기특한 방법이지요.

케겔 운동_ 요실금을 치료하기 위해 개발된 운동이지만, 지금은 질 근육 강화 운동으로도 더 많이 알려져 있습니다. 소변을 참을 때를 연상하며 질을 조였다 풀었다를 하루에 20회 정도 반복하세요. 이때, 질 근육만 수축하고 다리나 엉덩이 근육은 움직이지 않는 것이 요령입니다.

Less is More_ '적을수록 풍부하다'라는 슬로건은, 미국발 경제위기로부터 비롯된 자각입니다. 생각 없는 소비를 반성하고 화려함과 풍부함보다는 심플하고 부족하리만큼 적당한 것이 아름다움의 기준이라는 생각이지요.